KB057400

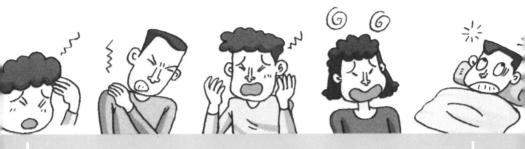

질병을 치료하는

자연식요법
길라잡이

편저 대한건강증진치료연구회

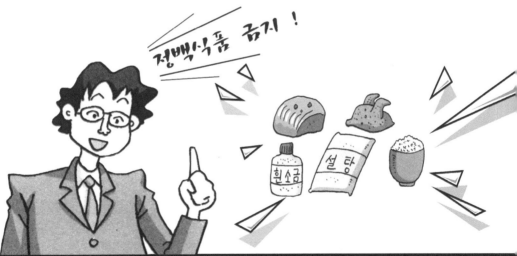

정백식품 금지 !

📖 법문북스

병은 음식으로 치료하지 못하면 약으로도 치료하기 힘들다.

현대 의학이 발전되며 우리는 많은 질병의 위험으로부터 벗어나 수많은 사람들이 생명을 얻고 쾌적한 건강상태를 유지하며 살아 갈 수 있다. 그러나 현대 의학이 가지는 한계점은 화학약제를 최고 치료 수단으로 여기며 이에 따른 부작용도 못지않다는 점이다. 화학약제를 베터, 해프로 선택한 것은 현대의학이 범한 난제가 될 것이다. 이에 대한 부작용이 보고 된 이후, 새로운 약제가 보도되고 피해자 동맹이 생기거나 재판이 일어나기도 한다.

질병 치료는 약과 화학 치료에만 의존 할 것이 아니라 정신적 치료와 자연 요법을 함께 고려하며 자신의 체력을 만들어 나가는 것이 필요하다. 예를 들어 침, 뜸, 지압, 척추교정, 한약, 그리고 전자요법 등도 부작용이 전혀 없다시피 한 자연 의학적 요법 또한 도움이 될 것이다.

현대의학의 기본적 성격은 대증요법이다. 병의 근본적인 치료

보다 여러 가지 증상에 따른 즉시 대응으로 완화시키는 것을 주안으로 해왔다. 그러나 이는 약의 과다한 사용과 수다한 의원 병을 낳게 되었다. 화학약제는 대자연의 산물인 생물체에 이물적인 성격을 갖고 있다. 그러므로 어느 것이나 크고 작은 부작용을 나타날 수밖에 없다. 부작용의 누적은 새 병을 만든다.

 이 책은 병에 대한 근본적인 치유를 위해 체질 개선을 기반으로 자연식 치유법을 정리 해놓았다. 이를 통하여 화악약제의 부작용의 폐해로부터 벗어나 건강의 원리를 이해할 수 있을 것이다.

차 례

기적의 자연식 요법 시작하기
건강한 삶을 도와주는 자연식 20
자연식 치유로 장을 다스린다. 35
건강한 장을 찾기 위한 자연식 찾기 43

만성질환과 자연식 치료법
눈의 장애를 자연식 요법으로 치료하기
1) 눈의 노화와 장애 67
2) 눈의 장애와 자연 치유 식단 71

항문 질환을 자연식 요법으로 치료하기
1) 항문 질환의 종류 72
2) 항문 질환과 자연 치유 식단 76

수면 장애를 자연식 요법으로 치료하기
1) 불면증의 원인과 식단 조절의 중요성 77
2) 불면증의 식단 81

치아 건강을 위한 자연식 치료방법
1) 치조농루 82
2) 치조농루의 식단 84

통증을 자연식 요법으로 치료하기
1) 통증의 종류와 원인 85
2) 통증에 좋은 자연식 치유 식단 93

피부 질환을 자연식 요법으로 치료하기
1) 피부질환의 종류 95
2) 피부병을 예방하기 위한 자연식 식단 102

위장장애와 간장 장애를 자연식 요법으로 치료하기
1) 위장 장애의 종류 108
2) 위장장애 식사요법의 주의점 115
3) 간장 장애의 종류 123
자연식 건강법으로 스몬병을 치유한 사람 136
4) 간장장애 식사요법의 주의점 138
자연식 건강법으로 혈청 간염을 치유한 사람 142

기타 질환과 자연식 식단
1) 만성 질환의 종류 146
자연식 건강법으로 비만을 치유한 사람 158
자연식 건강법으로 당뇨를 치유한 사람 166
자연식 건강법으로 관절 류머티즘을 치유한 사람 176

2) 만성 질환에 따른 식사요법의 주의점 179
자연식 건강법으로 교원병을 치유한 사람 186

질병에 다른 자연식 식단법
1. 질병치료의 시작 식단조절 190
2. 질병의 식사요법 195

동맥경화의 자연식 치료방법
1) 동맥의 노화현상 동맥경화 196
2) 동맥경화증 예방을 위한 식단 199

고혈압의 자연식 치료방법
1) 고혈압이란 무엇인가 200
2) 고혈압 예방을 위한 식단 203

뇌일혈의 자연식 치료방법
1) 뇌일혈과 사망선고 204
2) 뇌일혈 예방을 위한 식단 207

빈혈의 자연식 치료방법
1) 빈혈증이란 208
2) 빈혈증 예방을 위한 식단 211

심장병의 자연식 치료방법
1) 심장병이란 212
자연식 건강법으로 선천성 심장판막증을 치유한 사람 214
2) 심장병 예방을 위한 식단 217

알레르기성 질환의 자연식 치료방법
알레르기 질환과 원인 218
자연식 건강법으로 폐암을 치유한 사람 224

암을 고치는 자연식 치료방법
1) 암의 원인과 발견 229
자연식 건강법으로 유방암을 치유한 사람 232
2) 암의 종류와 식단 조절 235

자연식 건강법으로 위암을 치유한 사람 236
자연식 건강법으로 십이지장궤양을 치유한 사람 240

정신건강과 음식의 영향 244
1) 현대인의 병 노이로제의 치료 247
2) 감정적 적응 정서장애에 좋은 식단 251

기적의
자연식 요법 시작하기

건강한 삶을 도와주는 자연식

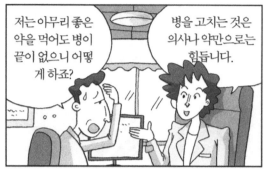

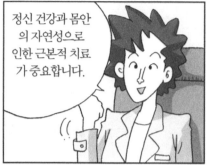

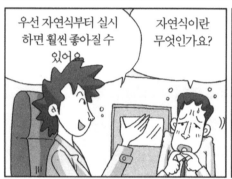

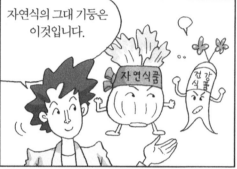

현대인의 건강에 대한 관심은 거의 폭발적이다. 기계 문명 시대와 공해와 스트레스 과다에 노출된 오늘 날, 건강을 유지하고 보호하는 것은 개인적인 문제를 넘어서 사업형태의 양상을 띤다.

일반적으로 반자연적인 생활조건의 노출은 인간의 몸을 자연성에서 벗어나 병약하게 한다. 실생활에서 자주 볼 수 있는 살충제, 방사능폐기물, 세제, 농약, 배기가스, 석유, 공장폐수 등 숱한 양과 종류의 화학약제가 환경에 흩뿌려지고 있는 현상에서는 건강장해가 발생요인이 된다. 우리는 어느 곳에서도 이러

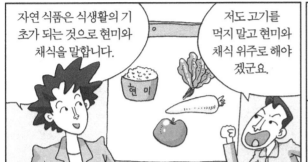

자연 식품은 식생활의 기초가 되는 것으로 현미와 채식을 말합니다.

저도 고기를 먹지 말고 현미와 채식 위주로 해야겠군요.

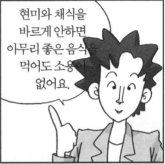

현미와 채식을 바르게 안하면 아무리 좋은 음식을 먹어도 소용이 없어요.

현미

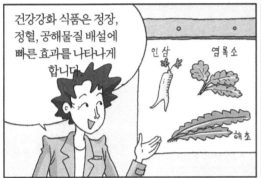

건강강화 식품은 정장, 정혈, 공해물질 배설에 빠른 효과를 나타나게 합니다.

인삼   염록소

해초

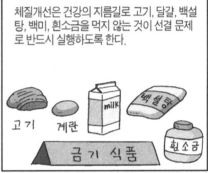

체질개선은 건강의 지름길로 고기, 달걀, 백설탕, 백미, 흰소금을 먹지 않는 것이 선결 문제로 반드시 실행하도록 한다.

고기   계란   milk   백설탕

흰소금

금 기 식 품

한 환경에서 벗어날 수 없다. 그러나 실제로 불가능 한 것은 아니다. 몸의 자연성을 회복하기 위한 적극적인 자연식 건강법으로 해결 방안을 찾아 볼 수 있는 것이다.

몸의 자연성이 유지되면 외적인 생활조건의 부자연성을 타넘을 능력이 훨씬 높아진다. 현대인은 현대 영양학이 권장하는 고기, 달걀, 우유를 경쟁적으로 섭취하고 있다. 거기에 삼백식품, 정제염, 식품첨가물이 든 가공식품 등을 넣은 부자연식을 하는 것이 현상이다. 이러한 식생활은 공해의 화를 입기 쉽고 만성질환과 문명병에 노출 될 수 있다.

오늘 날 4~50대에 가장 많이 걸리는 질환은 고혈압, 당뇨병, 동맥경화증, 만성신염, 위, 심이지장궤양이다. 이것들의 연장 선상에 암이나 죽음이 기다리고 있다. 또한 젊은 층에도 무서운 속도로 퍼지고 있다.

　만성병은 건강체인 우리의 몸이 갑자기 체질 악화로 인하여 발생하는 것은 아니다. 사람의 몸은 위험 요소에 노출되면 체질악화에 따라 서서히 형성된다. 즉 만성병의 준비단계가 반건강상태로 접어들며 감기나 변미, 만성 피로 또는 알레르기 및 비만증 등의 상태에서 서서히 만성 질환의 위험으로 넘어 가는 것이다. 이는 체질 악화로 인한 전신성 증상이 진행되며 결국 건강 상실의 경종이 울리게 된다. 심각한 병에 노출되기 전에 우리는 체질 개선을 기반으로 건강체로 만드는 것이 중요하다. 이에 대한 치유법으로 자연식 건강법을 제시하며 질병과 예방에 대하여 알아본다.

바로 알고 먹는 자연식 요법

 오늘 날 서점가에는 건강 서적의 붐이 일고 있다. 식품 공해, 약제화, 식량위기, 자원부족 등의 경고성 표제를 앞세운 책들이다. 독자들은 이에 따라 건강의 경종에 귀를 기울이게 되고 관심이 가제 된다. 그러나 이러한 관심을 이용하여 상업주의가 밀려올 수 있다는 점을 주의해야 한다. 결론적으로 잘못된 건강 상식이 줄을 잇게 되고 백해무익한 식품들이 주변에 난무하게 된다.

 우리는 바른 자연 건강법을 행하고 건강식품을 선택하기 위하여 자연식에 대한 올바른 이해가 필요하다. 자연식이란, 먹고 마시는 행위를 통하여 몸속에 섭취되고 몸 안의 자연성을 뜨게 하는 것이다. 일반적으로는 가공되지 않은 물건 자체의 고유성을 자연식이라 할 수 있다. 중요한 점은 마치 독버섯처럼 자연식으로 된 음식이라고 해도 유해한 것과 유익한 것이 있다는 것을 알고 이에 따라 먹어야 한다.

 정확히 말해 현대의 음식은 완전한 자연식품을 구하기 힘들다. 공해의 오염이 전 지구적으로 진행되고 있는 현재 완벽한 무공해는 찾아보기 힘든 것이다. 무비료, 무농약의 자연농법이라 해도 100% 자연스러운 식품은 만들 수 없는 것이다. 그러므로 오늘날 자연식 건강법이란 오리지널 자연식이 아닌 몸 안의 자연성을 눈뜨게 하여 체질 개선을 목적으로 하는 것이 좋다. 진정한 자연식은 우리나라의 기후, 풍토, 체질에 적합한 현미와 채식을 중심으로 한 식사라는 것을 명심해야 한다.

자연식운동의 가장 큰 장점은 만성병 예방의 대책으로 발전해 온 것이다. 만성병의 완치는 일반적 요법으로 어려워 체질의 근본적 개선이 불가피하다. 체질이 개선되면 병이 치료 될 뿐 아니라 기질이나 사물에 대한 생각마저도 바뀐다. 이는 인간다운 생활방식, 자연과의 조화, 평화를 필연적으로 지향하게 될 것이다.

건강체로의 체질 개선은 자연치유력을 높여 준다. 병을 고치는 것은 의사나 약이 아니라 정신건강과 몸 안의 자연성으로 인한 근본적 치료다. 진정한 자연식이란 자연치유력을 높이는 것이라고 할 수 있다. 자연식의 2대 기둥은 자연식품과 건강식품이다. 자연식품은 식생활의 기초가 되는 것으로 현미, 채식을 가리킨다. 이것을 바르게 섭취하지 않으면 그밖에 아무리 유효한 식품을 섭취해도 참 건강체는 될 수 없다.

건강식품은 이른바 건강강화식품으로 정장, 정혈이나 공해물질 배설에 빠른 효과를 나타낸다. 다만 그 효과가 충분히 나타나는 것은 현미, 채식과 서로의 힘이 어울려 작용한 경우다. 현미와 채식의 전환은 반드시 필요한 것이라 할 수 있다.

자연식은 병을 고치기 위한 수단만은 아니다. 더 높은 차원

즉, 인간의 정신성을 최고도로 높이고 자연과 조화를 도모하면서 더욱 높은 문명의 차원을 얻어 나가는 확실한 수단인 것이다. 그러나 그것은 한 인간으로서 건강체가 되지 못하면 불가능하다. 심신은 건전하게 하고 젊게 해주는 자연식의 자유를 제한하고, 즐거움을 적게 하는 것으로 생각하는 것은 매우 잘못된 생각이다.

올바른 자연식을 활용하기 위해서는 건강식품의 개발, 활용이 매우 중요한 포인트가 된다. 공해는 결국 모든 사람의 체질을 악화시키는 결과로 연결되므로 사람의 체질적 결함을 보충하는 것이어야 한다. 건강식품의 개발은 이와 같은 관점에서 진행시키며 현재 나돌고 있는 여러 가지 건강식품도 그 점에서 총 점검이 필요하다. 또한 그 활용은 한 사람 한 사람의 체질에 맞게 하는 것이 절대조건이 된다. 유효성을 살려 사람의 체질적 결함을 보충하는 배아, 엽록소, 효소를 쓰면 누구든 그에 상당한 효과를 얻는다. 특히 만성병의 경우, 내장 기능검사나 혈액검사에 입각하여 적절한 건강식품을 선택하면 회복이 크게 앞당겨지는 것이다. 또한 참 건강체라면 결코 감기에 걸리지 않는다. 걸핏하면 걸리는 사람은 어쩌다가 몸에 이상이 생긴 것과는 달리 체질 면에 문제가 있으므로 더 근본적인 요법이 필요하다.

바이러스성 질환 가운데 감기는 보통 코, 목 등의 윗 기관지의 급성염증을 주요증상으로 나타난다. 현대의학에서는 그 원인은 바이러스에 있다고 보고 그 바이러스를 해치우는 약제나 백신을 만드는데 열을 올리고 있다. 그러나 감기의 근본적인 원인은 사람의 체질에 있다. 바이러스를 발견했다 해도 그것은 밖에서 들어온 것이 아니고, 자기 자신의 몸에서 만든 즉, 장 안에서 자가 생산된 것이다.

우리의 장 안에는 무수한 미생물이 살고 있다. 유산균을 비롯한 건강한 균에서 일정한 균형이 잡히고 있따. 이때 장 안의 환경이 악화되면, 그 균형이 깨어져 병적인 박테리아의 증식이 왕성하게 되고 이후 바이러스로 모습을 바꾸어 마구 혈액 속으로 들어온다. 즉 피가 더럽혀지는 것이다. 이 바이러스는 혈류를 타고 온몸을 돌고 있으니까 간장이나 신장 등의 장기조직에도 간헐적인 장해를 일으키지만 특히 윗 기관지의 점막이 약해진 사람은 그곳의 염증이 가장 두드러지게 나타난다.

감기에 있어서 가장 효과적인 체질 강화는 먼저 체질의 악화를 막는 것이다. 고기 및 달걀, 우유, 백설탕, 백미를 먹지 않는 것이 선결문제다. 그 위에 장 안 세균을 정상화시키기 위해 산소를 충분히 보급해야 한다. 특히 환원력이 강한 효소를 쓰고, 육식성의 노폐물을 일소함과 동시에 유산균의 번식을 도모하는 것이 불가결하다. 몸이 식기 쉽고 추위에 약한 사람은 한국 인삼을 복용하는 것이 가장 효과적이다. 또한 그리고 현미, 채식으로 바꾸어 체질의 개선을 도모하는 것이 필요하다.

다이어트 푸드의 경고

우리나라뿐 아니라 유럽과 미국 여러 나라에서도 자연식 운동이 활발해지고 있다. 우리보다 선진 문명국인 이들 국가에서는 오히려 우리나라보다도 일찍 자연식 운동이 시작되었고, 현재도 더 왕성하다. 그러나 각기 나라의 사정에 따라 자연식운동의 성격이 매우 다르다.

우리나라 자연식에서 잘못된 음식은 특수용도 식품에 대한 것이다. 이는 자연식에서 벗어난 제품이나 건강보조 식품으로 치부되어 오히려 건강상태를 악화시켜 주의를 요한다. 특수용도 식품에서 특히 다이어트 푸드란 당뇨병식품, 고혈압식품 등의 명목으로 팔리고 있다. 이들 특수용도 식품에는 여러 가지 화학물질이 쓰이고 있다. 생리기능에 해로운 작용을 하는 화학물질을 첨가하여 도리어 해를 끼칠 수 있다.

특수용도식품이라는 야단스러운 이름이 붙여져 있으면서 보통 식품 첨가제가 든 가공식품 보다 더 심각한 식품공해를 불러 올 가능성이 큰 것이다. 특히 문제가 되는 것은 과당을 백설탕과는 다른 마치 유효식품인 것 같이 선전하고 다니는 일이다. 실제 피 가운데 중성지방이나 콜레스테롤을 확실히 높인다고 지적하는 학자도 있다. 이런 식품은 도저히 자연식의 동료 틈에 끼일 수 없다.

잘못된 식품상식 바로 알아야 한다.

일반적으로 자연식 건강법에 대하여 오인되고 있는 설과 마찬가지로 식품에 대한 잘못된 상식을 가지고 있는 사람들이 많다. 현대에 사는 우리가 건강문제를 생각한다는 것은 식품공해에서 우리 몸을 방어하는 의미로 식품공해의 상태를 파악하는 것은 극히 중요한 일이다.

식품 공해는 크게 다음의 세 가지로 나눌 수 있다.

첫째, 식품첨가물에 의한 식품공해로 볼 수 있다.

둘째, 공해물질에 의한 식품공해로 볼 수 있다.

셋째, 사상의 잘못에 의한 식품공해로 볼 수 있다.

식품 첨가물의 실태는 규정량 초가 시 우리의 몸에 자연성을 손상시키게 된다. 공해 물질 또한 공해 물질이 해롭다는 것은 누구나 인정하고 있다. 가장 악질적인 공해는 사상 공해 즉, 현대 영양학의 잘못된 영양 이념일 것이다.

보통의 사람들은 동물성의 단백질에만 좋은 성분이 있는 것으로 판단하고 탄수화물과 단백질, 지방이 각기 다른 것이라고 생각한다. 이것은 완전히 잘못된 생각이다. 또 살아있는 몸에 있어서는 탄수화물, 단백질, 지방은 조건 여하에 따라 서로 이행 할 수 있는 것이다. 더욱이 음식으로서는 주로 탄수화물을 취하고 소화활동에 의하여 그것을 몸에 알맞은 단백질이나 지방으로 바꾼다는 것이 정상적인 태도다. 그러므로 단백편중의 식사는 바람직하지 않으며 이에 따라 몸 단백 합성의 구조를 혼란시켜 체력이나 저항력을 현저하게 저하시키는 것이 된다. 이와 같은 사상공해에서 몸을 지키기 위해서는 자연식에 대하 기초지식을 확실히 몸에 지니고 올바른 식생활의 지혜를 가져 야 할 것이다.

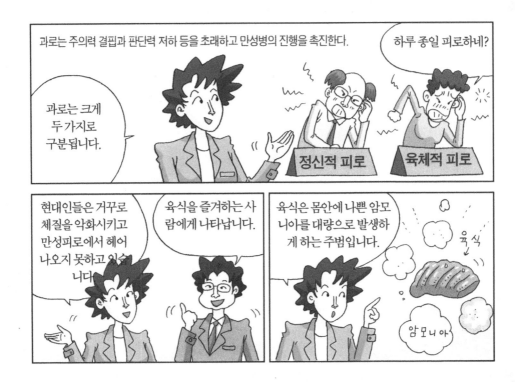

만성병과 자연식 식사 치유법

　현대인은 모두 피로 누적과 과잉된 과로 속에서 움직이고 있다. 이러한 과로로 인한 피로 누적은 정신작용에도 영향을 미치며 주의력의 결핍과 판단력 저하 등을 초래 할 수도 있으며 육체적인 만성병의 진행을 촉진한다. 과로는 크게 정신적 피로와 육체적 피로로 구분된다. 정신적인 고뇌와 불안, 강박증 적인 삶의 움직임은 심리적 피로로 나타나고 무리한 노동 및 생리적 피로로 육체적 피로가 발생한다. 이러한 피로는 만성병의

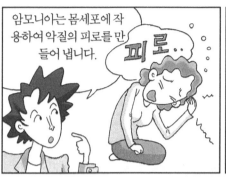

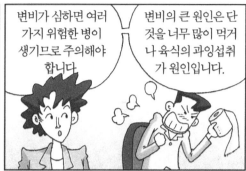

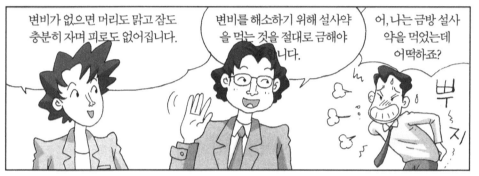

조기 증세로 나타난다. 만성병의 조기증세로 병적인 피로가 나타나는 일도 있다. 피로 해소는 건강 유지 증진에 불가결하게 연결되므로 휴식과 수면을 통한 생리적 피로 해소, 스트레스 해소 등을 통한 정신적 피로로부터 안정이 필요하다.

 기계문명의 발달과 더불어 속도의 시대에 살고 있는 현대에 이르러 인간의 몸에 피로가 커지는 일은 사실 당연하다고 볼 수 있다. 생활 리듬의 템포가 빠르기 때문에 인체의 생리가 거의 따라갈 수 없는데서 심신의 피로가 생기는 것이다. 이것은 적응력으로 커버해 갈 수 밖에 다른 방법이 없다. 이를 위해 체질을 강화해서 불리한 생활조건을 타넘어 가는 것이다.

 그러나 현대인의 대다수는 거꾸로 체질을 악화시키고 있다. 즉 암모니아 피로라 불리는 뿌리 깊은 만성피로에서 헤어 나오지 못하는 실정이다. 이것은 육식을 하는 사람이 걸리기 쉬운 피로를 말한다. 동물단백식품은 몸 안에서 유해한 암모니아를 대량으로 발송하는 데, 소량의 암모니아의 경우 독성이 약한 요소로 변화시키는 작용을 하지만 대량일 경우 그것을 미처 다 감당 못하고 몸 안에 암모니아가 남겨진다. 이 잔류 암모니아가 몸 세포에 작용하여 악질의 피로가 생기게 하는 것을 말한다.

 만성 피로를 해소시키고 피로하지 않은 몸을 만들려면 고기, 달걀, 우유, 정백식품, 정제염, 화학조미료 등을 그만 섭취하고 피를 정화해야 한다. 동시에 엽록소, 한국인삼을 보급하여 간장, 신장의 기능을 강화시키고 몸의 저항력을 높일 필요가 있다.

 만성병의 일반적인 해는 대개의 생각보다 훨씬 크다. 예를 들며 배가 불러 괴롭고, 두통이나 머리가 무거운 증세에 시달리거나 심하게 되면 정신기능도 장해를 받는다. 장벽에 역연동이 일어나 대장 안의 가스가 소장이나 위에 올라와 산통이나 위통, 경우에 따라서는 호흡곤란, 심계항진을 일으킨다. 또 역수송되어온 가스 때문에 위 확장이 일어나 위 점막의 피로가 장해를 받으면 위궤양에 걸리는 위험을 안게 된다. 심한 상습변비가 되면 고혈압, 동맥경화, 간경변증, 조로를 초래할 수도 있고 경우에 따라서는 뇌일혈, 협심증을 일으켜 죽는 일조차 있다.

변비증의 가장 큰 원인은 단 것을 지나치게 섭취한 것과 육식의 과잉 섭취이다. 특히 단 것은 위나 장의 조직을 이완시키는 작용을 하고, 특히 위나 장의 벽을 처지게 한다. 그 때문에 장내용 물은 잘 이동하지 못하고 정체하여 변비를 일으킨다.

고기나 달걀은 섬유질이 적고, 장의 점막을 적절히 자극하지 못한다. 「좀 변비만 있을 뿐이지 별로 나쁜 데는 없다」고 하는 사람이 있지만 이런 것은 실제 문제로서는 있을 수 없다.

변비증이 완전히 나으면 머리는 맑게 되고, 충분히 잠잘 수 있으며 쉽게 피로하지 않게 된다. 그러나 변비를 해소하기 위하여 설사약을 남용하는 것은 위험하다. 변비를 해소하기 위한 설사 약은 화학약제로 장의 기능에 이상을 일으키면 한층 변비증이 심하게 된다. 설령 약초가 주체가 되더라도 설사약으로는 변비증을 근치할 수 없다.

배변의 리듬을 조정하는 것 또한 알맞은 선택이 필요하다. 예를 들어 수면 후 즉시 매실과 엽차를 마시거나 미네랄 물의 섭취, 아랫배를 마사지 하는 방법 등이 있다. 변비증을 근치하는 결정적 방법은 식사의 패턴을 바꾸는 것이다. 백미나 백설탕,

화학조미료의 삼백식품을 피하고 동물성단백식품 보다 현매 채소로 전환하는 것이 필요하다. 또한 효소, 배아, 엽록소의 3대 강화식품을 보급하고, 약초차를 통해 회복을 빨라지게 할 수 있다. 이를 통하여 건강체로 체질 개선이 되며 만성병의 이행을 확실히 방지 할 수 있을 것이다.

자연식 치유로 장을 다스린다.

단백질의 생성과 소화 작용

 우리가 섭취하는 음식은 섬모조직으로 둘러 싸여 있다. 이 음식은 체내에 섭취 된 후 천천히 동화되어 단백으로 변화된다.

 우리의 몸이 행하고 있는 소화는 조직 내 소화로 소화관 속에 음식이 들어오면, 거기에 소화액이 분비되어 음식이 보다 단순한 화합물로 분해되어, 장벽에 흡수되거나 통과 하는 것이다. 소화 작용을 바르게 이해하려면 장의 점막을 거대한 아메바로 생각하면 좋다. 아메바는 음식을 받아들이면 음식의 둘레에 식포라 불리는 공동을 만들고, 거기에 소화액을 분비하여 음식을 녹이고 자신의 조직과 균일화시킨다.

 인간의 몸 단백은 인간의 고유한 것이므로 딴 생물체와 단백질을 그대로 이용할 수는 없다. 즉 탄수화물의 환원이 필요하다. 가장 질이 좋은 몸 단백이나, 가장 원활하게 합성하기 위한 식물성 탄수화물을 섭취해야 한다. 탄수화물 중심의 식생활을 하는 것이 양질의 몸 단백을 만드는 결정적 요소인 것이다.

 생명의 과학이라는 관점에서 소화 작용은 음식의 혼합 발전의 조건이다. 소화는 높은 차원에서 보면 생명의 물질로 발전해 나가며 장의 점막에 쌓여 적혈구라는 원시적인 세포로 진행된다. 원시 지구시대에는 무기질에서 유기질로 유기질에서 단백질로 그리고 이 단백질의 융합에 의하여 시원생명이 탄생하는 것이다.

 우리가 일반적으로 수면을 취하는 주목적은 피로의 해소와 생체리듬의 일정한 균형을 위한 것도 있지만 주는 위장을 쉬게 하는 것이 가장 큰 일이다. 대체로 한 번의 식사에 대하여 약 3시간의 휴양이 필요하다. 자꾸 졸음이 오는 것은 과식에 의하여 위장이 매우 피로한데 이어 물질대사계의 결함 및 몸 안에 대량의 노폐물을 포함하고 있기 때문이다.

 위장의 부담을 가볍게 하려면 음식물을 충분히 씹어 소화 능력을 증진시키는 것이다. 한 입에 50~60번 씹게 되면, 턱이 빨리 피곤하고 침의 분비도 많아지게 된다. 혹사에서 해방된 위장은 소화능력이 증진하므로 영양성분은 효율적으로 흡수 이용된다. 즉 심한 공복감에 시달리지 않고 자연히 감식할 수 있는 것이다.

장건강의 필수 요소는 장내 세균이다.

 장 건강의 필수 요소는 장내 세균 균형이 올바르게 이어지는 것이다. 우리 장 안에는 무수한 미생물이 살고 있는데, 이 장안의 세균에 의하여 우리의 건강은 지배되고 있다. 그러나 일반적으로 장안의 세균에 대한 이해가 부족한 편이다. 건강관리를 확실히 하기 위해서는 장내 균에 대해 올바른 이해가 필요하다.

 장내세균은 거의가 혐기성세균으로 이름 그대로 공기를 쐬는 것을 싫어하는 균이기 때문에 산소나 일광이 없는 어두운 장속에 즐겨 번식하고 있다. 장내세균의 약 90%는 박테로이레스, 카테나박테리움, 혐기성 연쇄구균의 세 종류로 나머지 10%가 비피더스균, 대장균, 장구균, 크로스토리디움 등이다. 이중 비피더스균은 유산균의 일종으로 그 사람의 건강상태를 직접 지배할 만큼의 큰 의미를 가지고 있다.

 일반적으로 유산균은 여러 가지 유익한 작용을 하고 있다. 질병의 발병이나 노화, 몸의 상태가 나빠지게 되거나 장안의 대장균이라든가 클로스트리지움 등이 늘고, 반대로 비피더스균이 줄어든다. 이것은 장내세균의 균형이 상실되기 때문에 몸의 상태가 좋지 않게 되었다는 방향과 인과관계라고 볼 수 있다. 장내세균의 작용은 건강상태와 밀접한 관련을 갖고 있는 것이다.

유산균도 포함하여, 장내세균 전체의 균형이 잡혀 있으면, 어떤 활동을 하여 몸의 건강에 이바지 하느냐 하면, 주로 다음에 세 가지 점에서다.

첫째, 영양성분의 선택적인 흡수를 한다.

둘째, 비타민의 생합성을 도모한다.

셋째, 발병을 방지한다.

몸의 생리기능 상태는 시시각각 변화하므로 그 균형을 잡기 위해 필요한 물질도 항상 변동하고 있다. 장내세균은 몸에 필요한 음식을 효율적으로 흡수하거나 거꾸로 필요 없는 것의 흡수를 억압하거나 하여 몸의 영양적 균형을 유지시켜주는 것이다.

예를 들면 비피더스균은 비타민 B를 합성한다. 그 대신 장내세균의 균형이 무너지면 비타민이 듬뿍 포함된 식품을 먹어도 그 비타민은 흡수되지 않게 된다. 박테리아의 생육상태 여하로 음식물의 영양적 가치는 아주 다르게 되는 것이다. 최악의 경우, 비타민을 파괴하는 균이 번식하게 된다. 예를 들면 아이노리나아제균이 그것인데, 이 균은 비피더스균과 반대의 작용을 하여 비타민 B를 자꾸자꾸 파괴해 버린다. 장내세균은 건전하면 발병의 방지에 위력을 발휘하는데, 한 번 이상 상태가 되면, 일전하여 병을 자가 발생시키게 된다.

장내 세균의 균형유지를 위한 식생활

장내 세균의 균형이 실조하게 되면 부패균을 비롯한 유해균이 이상 번식을 시작할 수 있다. 장내 세균의 균형을 위해 다음과 같은 생활이 이루어져야 한다.

첫째, 정신적 스트레스를 최소하고 즉시 풀어주는 것이 좋다. 둘째, 식생활의 개선이 필요하다. 삼미식단을 최소화 하고 고기의 단백질을 최소화한다. 배타성이나 이기성이 강하게 되는 것은 정신 사고의 노화현상으로 각 증세는 백미 전분이 원활하게 대사가 되지 않고 중간 대사물인 피르빈산이나 유산 등의 유해 산류가 대량으로 발생하여 피가 흐려지기 때문에 일어날 수 있다. 주요증상은 권태, 피로, 견비통, 손발의 저림 등이 나타난다. 또 부자연한 당질이 피 가운데 이상하게 늘면 혈관벽 조직의 대사가 장해되어 동맥경화 등의 병변이 일어나기 쉽게 된다. 혈관에 이상이 생기면 뒤따라 심장장해가 일어나는 것은 시간의 문제다. 이상과 같은 심신의 장해가 발판이 되어 여러 가지 만성병이 일어나게 된다. 암도 정신병도 모두 이런 과정으로 일어나는 것이다. 가공식품을 최소화하고 화학조미료의 사용을 줄이거나 피하는 것이 좋다.

인간의 몸이 건강체가 되려면 장의 부패균을 쓸어버리고 유용균의 번식을 도모하는 것이 불가결하다. 장내세균을 조정하기 위해 지켜야 할 조건은 앞서 말한 바와 같이 정신의 안정, 식생활의 개선 즉 효소를 충분히 취하고 현미 및 채식으로 전환하는 것이다.

정신적 스트레스는 자율신경이나 호르몬의 균형을 어지럽힘과 동시에 장내세균의 균형도 현저하게 무너뜨린다. 그러므로 신경질적인 사람은 장내세균의 균형이 깨어지기 쉽다. 사물을 되도록 밝게 생각하는 습관을 기르고 낙천가가 되는 것이 중요하다. 낙천적인 성격의 사람은 장내세균의 균형이 무너지기 어렵기 때문에 병에 걸리기 어렵고 또 병에 걸려도 쉬 낫는다.

효소 중에는 산 효모가 많이 포함되어 있다. 그 효모는 장안에 들어와 유산균을 번식시키는데 매우 효과적인 물질 아세틸을 만든다. 이에 따라 뚜렷한 정장효과를 나타내는 것이다. 재래식 방법으로 만든 발효식품과 산 효모는 많이 번식하므로 이를 크게 활용하면 좋을 것이다. 정장효과의 점에서 발효식품을 뚜렷이 강화한 것이 효소라고 생각해도 좋다. 현미 및 채식은 몸 안의 자연성을 크게 높여준다. 또한 스트레스에 대한 저항성도 크게 증강되고 고기의 해독작용을 최소한으로 억제할 수 있다.

발암물질의 원인 장내세균

암이 발생하는 원인의 근본은 장에 있다. 즉 장내 세균의 조화를 잃음으로써 혈액이 깨끗하지 못하고 염증이 만들어지기 쉽기 때문이다. 특히 발암과 결부되기 쉬운 것은 이상화된 장내세균의 작용으로 발암물질이 만들어지기 쉽게 되기 때문이다.

예를 들면 식품첨가물은 더렵혀진 장내에서는 발암물질로 변하기 쉽다. 비생리적 박테리아가 번식하며 시크로헤키실리아민이란 발암물질로 바뀐다. 이와 마찬가지로 현재 주목되고 있는 것은 아초산염이다. 이것은 햄이나 소시지 등의 착색제, 보존제로 사용되는 것으로 장내에 비생리적 박테리아가 많게 되어 니트로조아민이라는 발암물질로 변한다.

장내 균이 이상화하면 담즙 산이라는 생리적 물질까지 발암물질화된다. 담즙 산의 주성분은 코오르산, 데스옥시콜산 등으로 이들의 화학구조는 어느 것이나 석회 타르에서 분리된 발암물질 코란토렌과 같다.

우리들의 몸 세포는 미세한 과립이 많이 모여 콜로이드 계를 많이 만들고 있다. 그쪽이 여러 가지 활동을 하는데 사정이 좋기 때문이다. 그러나 몸 세포의 생활조건이 나쁘게 되면 이 과립이 해체되어 악질화 된다. 즉 발암물질이 작용하여 세포의 과립화가 일어나는 경우 암성을 가진 과립으로 생성, 바이러스에 걸리기 쉬운 것이다. 모든 병변은 염증이라는 조직변화를 일으키지만 암 바이러스를 발생시키기 쉬운 염증이 일어나면 그것이 암종이 되는 것이다. 담즙 산에서 만들어진 발암물질, 메틸코란트렐뿐 아니라, 니트로조아민 기타의 발암물질도 모두 같은 과정으로 암을 일으킨다고 생각해도 좋을 것이다.

건강한 장을 위한 자연식 찾기

　장의 기능을 건강하게 만드는 자연식은 현미, 채식 중심식이다. 즉 현미를 주식으로 하고 채소, 해초, 소어패류를 부식으로 취한다. 이에 더불어 현대인의 체질적 결함을 보충하고 또한 항 공해력, 항 스트레스력을 증강시키는 건강강화식품과 약초차를 더하도록 한다. 다음으로 자연식에 대한 몇 가지 주의할 점을 알아보자.

◎ 첫 번째 현미기능
　현미에는 많은 영양소가 골고루 들어 있어, 백미를 통해 부족하기 쉬운 비타민 및 단백질 생성에 있어 중요한 역할을 한다. 현미가 갖는 효용성에 대하여 각 물질을 기준으로 알아 보도록 한다.
　첫째, 생명 활동에 가장 중요한 물질로 탄수화물을 들 수 있다. 탄수화물은 에너지의 3대 요소이자 몸 단백을 생합성할 때 중핵이 된다. 인간의 몸은 탄수화물 없이 살 수 없다. 다만 화학적으로 순수한 탄수화물이 아니라 각종 유효성분과 결합한 상태가 되어 있지 않으면 원활하게 대사되지 않는다. 그럼 현미의 탄수화물은 유효성분이 어떤 식품보다 고밀도로 들어있다. 주식으로서 현미가 불가결한 이유도 여기에 있다.

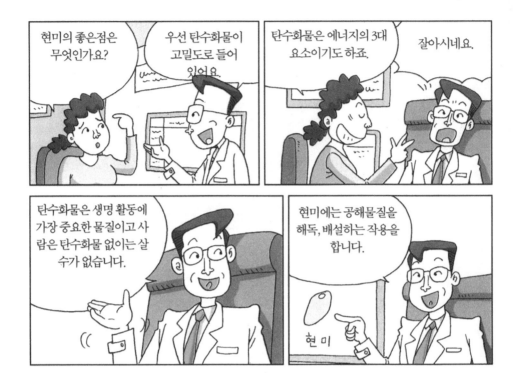

둘째, 현미중의 지방은 리놀산의 함유율이 높은 양질의 지방
이나. 시방은 피하시방 즉, 비만을 연상하기 때문에 유해 성분
같이 오해되기 쉽지만 리놀산등의 유효한 불포화지방산이 많
이 들어있는 지방은 지방 대사를 정상화시키는 작용을 가진 유
익한 것이다. 리놀산등의 유효한 지방이 충분히 취해지지 않으
면 몸 안의 지방대사는 이상화하기 쉽고 동맥경화나 비만을 일
으키기 쉽다.

셋째, 탄수화물에서 몸 단백이 생합성 될 때, 지방이나 미네랄
과 함께 중요한 역할을 한다. 넷째, 비타민의 다양한 기능이다.

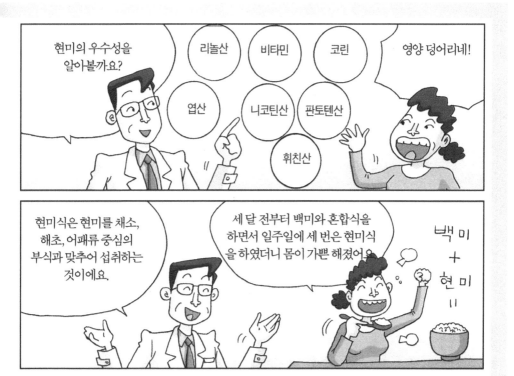

먼저 B_1으로 탄수화물의 대사에 불가결하며, 대량으로 소비된다. 즉 곡물 중심적인 우리나라 사람은 크게 B_1보급에 힘써야한다. 백미 밥을 먹고 있으면 심각한 B_1부족이 일어난다. 탄수화물의 중간대사물인 유효기타의 유해성분이 조직에 정체하는결과 신경장해가 나타나기 쉽게 된다. 각기가 그 대표다.

B_2는 지방의 대사에 불가결한 것이다. 그 이상 중대한 것은화학약제나 독소 등을 해독할 때 한몫하고 있다. 이는 또 노화방지, 정력증강에도 도움이 된다. 비타민B?로 동맥경화, 신경과민 등을 방지하는 작용을 한다고 말해지고 있다.

다섯째, 비타민의 일종으로 니코틴산으로 B_2와 함께 지방의 대사에 관계하고 있다. 결핍하면 피부염을 일으키기 쉽고, 신경기능의 장해를 초래하여 노이로제를 비롯하여 여러 가지 정신장해를 일으키기 쉽게 된다.

여섯째, 판토텐산 또한 비타민의 일종으로 이것이 결핍하면 앉아 졸기 쉽고 식욕부진에 걸린다. 요컨대 생명활동의 보르테지가 낮아진 무기력 상태에 빠지기 쉽다. 또 성 호르몬과도 관계가 있어 부족하면 노화나 식욕감퇴를 일으키기 쉽다.

그 밖에도 간경변과 동맥경화, 고혈압을 방지하는 코린 및 조혈에 중요한 역할을 하는 엽산, 정자의 생산을 촉진하거나 빨리 늙는 것을 방지하는 비타민E 등의 영양요소가 들어 있다. 또한 현미에는 공해물질 배설작용이 있다. 특히 휘친산은 방사선 물질, 중금속 기타 공해물질과 잘 결합하는 성질이 있다. 그리고 장으로부터의 흡수를 저지한다. 이 휘친산은 알칼리성의 조건 아래에서 더 활발하게 작용한다. 결합율은 PH7 즉 중성에서는 약 80%지만 PH8의 알칼리 상태가 되면 100%가 된다고 말해지고 있다.

현미식은 현미를 채소, 해초, 어패중심의 부식과 맞추어 섭취하는 것이다. 그 결과 장안은 건전한 알칼리성을 유지되므로 휘친산은 크게 활동할 수 있다. 그렇게 되면 공해물질의 대부분은 흡수 되지 않고 배설하게 된다. 또 피 속에 흡수되었다 해도 현미에는 강간, 강신 효과가 있으므로 공해물질은 신속히 해독 배설된다. 이처럼 현미에는 많은 작용을 할 수 있는 영양소가 골고루 있다. 가장 중요한 점은 백미와 혼합식을 하여 적절한 균형을 이루는 것이 간헐적인 현미식을 통하여 몸의 균형을 맞춰 주는 것이라 하겠다.

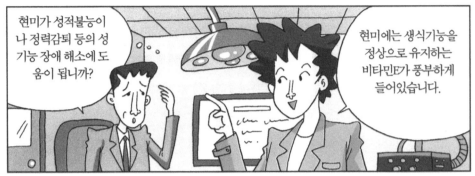

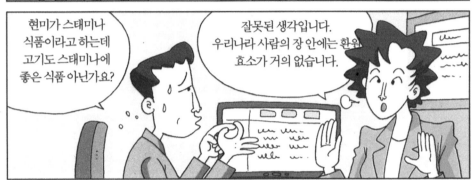

◎ 두 번째 스태미나 식품

　현미에는 생식기능을 정상으로 유지하는 비타민 E가 풍부하게 들어있다. 따라서 현미가 성적불능이나 정력 감퇴 등의 성기능 장해의 해소에 도움이 되는 것을 수긍할 수 있다. 그러나 그것은 단지 비타민 E의 효과에 의한 것만은 아니고 현미에 들어있는 유효성분이 총합적으로 작용하여 스태미나 그 자체가 강화되고 그에 뒷받침되어 성적능력도 높아진다.

　스태미나의 증강에 중심이 되는 것은 장벽의 몸 단백 합성력

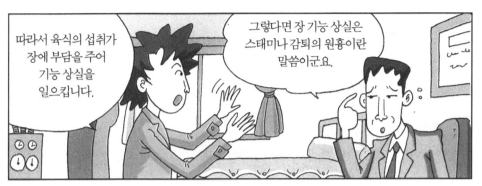

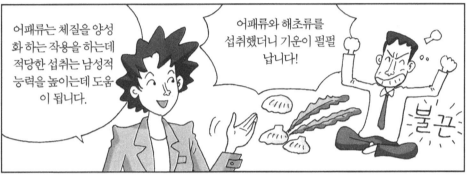

의 강화 현상이다. 몸 단백 합성력이 강화만 되면 질이 좋은 몸 세포가 만들어진다. 그와 같은 몸 세포가 몸의 조직 장기를 구성하게 되면 조직 활동은 활발하게 되고 내장기능이 강화되므로 기초체력은 필연적으로 증강한다. 몸 단백 합성력을 강화하는데 가장 중요한 영양성분은 탄수화물이다.

미네랄, 비타민, 효소 등의 각종 유효성분과 결합하고 있는 탄수화물인 것이다. 이와 같은 탄수화물은 장벽세포로 즉시 몸 단백 합성 작용에 착수할 수 있고 충분한 유효성분과 공존하고 있으므로 장벽에서 유효성분을 빼앗는 일도 없다. 장벽은 원활하게 활동할 수 있게 된다. 그리고 이런 작업을 계속하는 일 자체가 본래의 소화기능을 향상시키는 것이며 원시적인 건장한 적응력에 풍부한 생리기능을 되살리는 것이다. 참으로 현미는 이상적인 스태미나 식이다.

 일반적으로는 고기가 스태미나식이라고 말해지고 있으나, 이것은 매우 잘못된 생각이다. 고기의 단백질은 일단 탄수화물에 환원된 뒤에 다시 정규의 소화의 루트를 타게 되는 것이다. 그러나 곡식 및 채식 위주의 민족, 우리나라 사람의 장 안에는 환원효소가 거의 없어 육식의 섭취가 장에 공연한 부담을 주어 기능 상실을 일으킬 뿐이다. 장 기능 상실이야말로 스태미나 감퇴의 원흉이기 때문이다.

 어패류는 체질을 양성화하는 작용을 한다. 적당히 섭취하면 남성적 능력을 높이는데 크게 도움이 되고 이는 전체식이 되는 작은 동물을 대상으로 하는 것이 바람직하다. 또한 어패류를 섭취할 때는 농시에 해초류를 듬뿍 첨가하도록 유의했으면 한다. 미네랄을 보급하고 피의 산성화를 방지함으로써 어패류의 생리적 효과를 한층 높일 수 있다.

◎ 세 번째 채소의 효과

　채소의 모양은 각기 다르지만, 전체를 놓고 보면 그 전반에 공통적인 성질이 있음을 알 수 있다. 즉 땅속에 들어있는 부분은 몸을 따뜻하게 하는 작용을 가지고 있고 땅 위에 나와 있는 부분은 몸을 차게 하는 작용이 있다. 다른 말로 뿌리부분은 몸을 수축시키고 탄력 있게 하는 작용을 하고 잎줄기 부분은 몸을 팽창시키고, 느슨하게 하는 작용을 하는 상대적 성상에 있다. 그러므로 채소는 두 가지를 적절하게 혼합하여 먹으면 몸에 이로운 작용이 혼합될 수 있을 것이다. 예를 들어 소엽이나 파셀리, 춘국등은 주로 잎을 먹고 우엉, 연근, 당근 등은 주로 뿌리를 먹는다. 그러므로 채소 전체로서 잎채소와 뿌리채소를 균형 있게 잘 섭취하는 것이 좋겠다.

　그러나 체질에 치우침이 있을 경우는 뿌리채소, 잎채소의 비율을 바꿈으로써 체질의 균형을 바로잡지 않으면 안 된다. 얼굴이 불그레하고 목소리가 크고 체력이 충실한 양성체질의 사람은 잎채소를 먹고, 거꾸로 모든 선이 가는 음성체질의 사람은 뿌리채소를 각기 많이 섭취해야 한다.

　일반적으로는 현대인의 체질은 음성화 되고 있다. 식량은 양적으로 풍부하면서 내용적으로는 빈약하기 짝이 없다. 그 결과 거의 모든 사람이 결코 건강체라고도 할 수 없는 상태가 되고

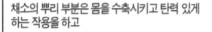

채소의 뿌리 부분은 몸을 수축시키고 탄력 있게 하는 작용을 하고

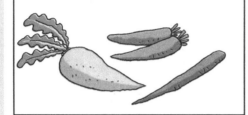

잎줄기 부분은 몸을 팽창시키고 느슨하게 하는 작용을 한다.

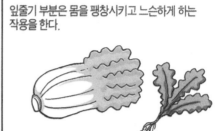

얼굴이 불그스름하고 목소리가 크고 체력이 좋은 양성체질은 잎채소를 먹고

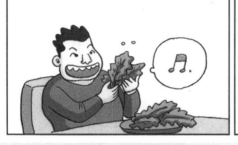

♬

모든 선이 가는 음성체질은 뿌리채소를 많이 섭취해야 한다.

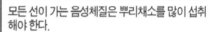

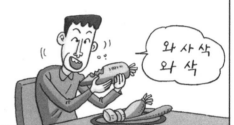

와 사 삭
와 삭

있다. 활력이 떨어졌기 때문에 발랄한 생명활동이 나타나지 않게 된다. 이것은 체질의 음성화 현상이다.

상태가 악화하면 만성병으로 진행 될 수 있는 데 만성병의 경우 특히 체질의 양성화를 목적으로 해야 한다. 이를 위해서는 현미를 주식으로 함과 동시에 뿌리채소 중심의 부식을 취해야 한다. 뿌리채소를 기름에 튀긴 뒤 오래 졸인 것은 체질의 양성화에 효과가 매우 크다. 이때 소금기를 보충하는 것은 몸을 양성화하는데 중요한 조건이다. 물론 된장, 간장, 볶은 소금 등 자연의 소금기를 활용하도록 한다.

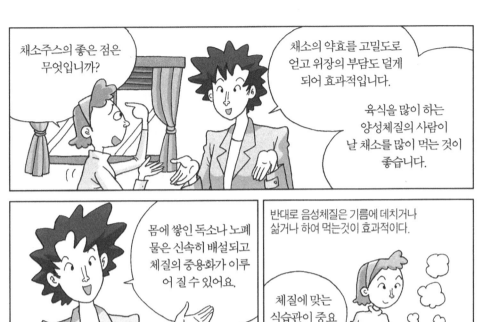

TIP! 만성위염에 좋은 유효식품

청국, 셀러리, 파, 부추, 마늘, 백합, 시금치, 양배추, 배추, 표고버
섯, 송이버섯, 호박 그린아스파라가스, 상치, 피망, 딸기, 브로콜
리, 감자, 순무, 머위 등이 있다. 이질풀, 쑥, 구기자, 질경이를 달여
차대신 마시고 야채로 샐러드채, 미나리, 토마토, 샐러리, 양배추,
딸기, 무, 당근, 상치, 파셀리, 크레슨 등을 주로한 주스가 적당. 사
과, 귤, 완두콩, 파인애플, 바나나, 파파야, 망고 등을 가하면 마시
기 쉽고 더욱 효과적이다.

◎ 네 번째 생식과 가열식

생으로 먹을 수 있는 채소 및 생식은 그 속에 들어 있는 비타민류를 고스란히 섭취할 수 있다. 그러나 날 채소식은 비타민보다도 수분이나 유기산이 많이 들어있을 때 더 강한 효과를 나타낸다. 즉 날 채소는 유기질의 작용에 의하여 이롭게도 되고 해롭게도 된다. 그 가운데 유효작용을 나타내는 경우에 한해 비타민의 효용이 중복되어 더욱 효과가 크다.

생식을 함에 있어 가장 좋은 몸 상태는 양성체질이다. 식사를 잘하고 근육질 몸으로 한겨울에도 추위를 많이 타지 않는 유형이다. 특히 동물단백식품을 많이 섭취해 온 사람은 날 채소를 섭취하는 게 좋다. 날 채소 주스를 마시면 날 채소의 약효를 고밀도로 얻음과 동시에 위장의 부담도 덜게 되어 한층 효과적이다. 육식을 많이 하는 양성체질의 사람이 날 채소를 많이 먹으면 몸 안에 쌓인 독소나 노폐물은 신속히 배설되고, 체질의 중용화가 이루어질 수 있다.

반대로 음성체질에는 역효과가 일어난다. 몸이 차고 탈염기미가 있는 체질을 한층 더 조장시키는 것이다. 몸이 쉽게 차지거나, 기초 체력이 부족하고, 활동이 둔한 사람은 내형적 성격으로 기름에 데치거나 삶거나 하여 충분히 가열한 음식을 취하지 않으면 안 된다.

가열식의 잘못된 상식으로는 가열식만 섭취 한다고 하여 비타민C 부족에 걸린다고 생각하는 것이다. 그러나 이는 잘못된 생각이다. 체질에 맞는 음식을 섭취해서 소화기능이 순조롭게 작용하게 되면 비타민C 및 기타 성분 또한 몸에 필요한 만큼 문제없이 몸 안에서 만들어낸다.

결론적으로 체질에 맞는 식사를 통한 생식과 가열식의 기능 강화 및 적절한 조화를 통한 균형있는 식습관이 중요 할 것이다.

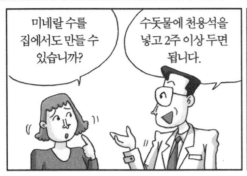

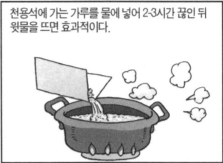

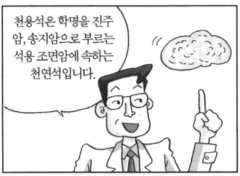

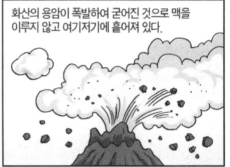

◎ 다섯 번째 미네랄 수

미네랄 수를 만들기 위해서는 수돗물을 이용하여 이에 천용석
을 넣어 2주 이상 방치해 만들 수 있다. 천용석에 가는 가루를
물에 넣어 2~3시간쯤 끓인 뒤, 윗 물을 뜨면 더욱 유효하다.

천용석이란 학명을 진주암, 송지암이라 부르는 석용 조면암에
속하는 천연석이다. 화산의 용암이 폭발하여 굳어진 것으로 맥
을 이루지 않고 여기저기에 흩어져 있다. 산지부근의 사람들은
옛날부터 이 돌을 물독에 넣고, 이 물을 음료수나 밥 짓는데 기

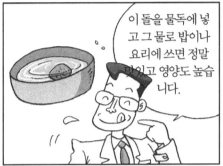

이 돌을 물독에 넣고 그 물로 밥이나 요리에 쓰면 정말 맛있고 영양도 높습니다.

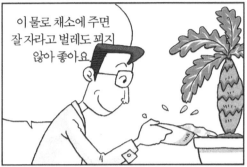

이 물로 채소에 주면 잘 자라고 벌레도 꾀지 않아 좋아요.

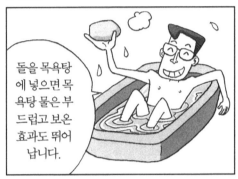

돌을 목욕탕에 넣으면 목욕탕 물은 부드럽고 보온효과도 뛰어납니다.

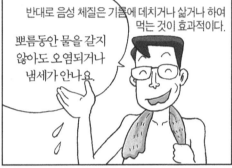

반대로 음성 체질은 기름에 데치거나 삶거나 하여 먹는 것이 효과적이다.

뽀름동안 물을 갈지 않아도 오염되거나 냄새가 안나요.

타 요리전반에 쓰고 있다. 또 그 물을 채소에 주면 매우 잘 자라고 벌레도 꾀지 않는다. 또한 돌을 목욕탕에 넣으면 탕물은 부드럽고 보온효과도 늘며 1~2주간 물을 갈지 않아도 오염되거나 냄새가 나지 않는다.

　현시점에서 분명히 알 수 있는 것은, 천용석의 물에는 틀림없이 중성화작용이 있다는 것과 자연치유력의 부활에 도움이 된다는 것이다. 천용석은 컵 속의 알칼리성이나 산성의 물을 중화한다. 천용석의 물이 몸 안에 들어간 경우에도 이와 마찬가지 작용이 나타나는 것으로 생각된다. 체액의 성상은 몸 세포가 활동하는데 가장 좋은 상태로 조절되기 때문에 여러 가지 병이 낫는 것이다.

예를 들면 단지 혈압만 낮추는 것으로 화학약제를 써도 된다. 그러나 화학약제는 체액의 조절작용을 하지 않고 생리기능에 지장을 주기 때문에 고혈압이라는 병 자체를 정말로 낮게는 못한다. 조절작용을 할 수 있는 것은 자연물자체의 특성뿐이다. 그 조절작용과도 밀접한 관계가 있는 것이지만 병을 고치는 또 하나의 중대한 요소는 자연치유력을 부활시키는 것이다. 천용석의 물이 몸 안에 들어가면 원래 몸에 구비하고 있는 항물질에 능력이 강화된다. 자연치유력의 부활작용을 갖는 것도 자연물만의 특성이라 볼 수 있다.

◎ 여섯 번째 차(茶)의 효능

효소란 천연식품중의 효소 및 효모균 그리고 그 효모균이 만든 효소 등 각종 효소성분이 주체가 되어 있는 특수식품이다. 특히 암에 유효한 효소는 천연식품에 당분을 넣고, 효모균을 배양시켜 만든 활성도가 높은 복합효소다. 효소의 생리작용에 대해서는 여러 가지로 말해지고 있지만 아직 정확한 것은 잘 알 수 없다.

확실한 것은 장의 이상 발효를 방지하여 장안의 세균 성상을 건전하게 하는 것이다. 건강식품은 모두 정장효과를 가지고 있지만 효소 효과는 유별나게 크다. 장에 유익한 유산균이 감소하면 이상발효가 일어나므로 유산균을 보급해 주면 좋다. 그러나 평소와 같이 소량만 섭취하게 되면 유산균의 성질상 위산으로 파괴되어 유산균으로 장안의 세균 싱상을 좌우하기 어렵다. 실제적인 효과의 면을 살펴보면 이러한 의심을 짙게 하지 않을 수 없다.

효소의 보급은 뚜렷한 정장효과를 얻을 수 있다. 이것은 위산에 강하고 효소가 장으로 들어와 유산균의 번식을 왕성하게 번식시켜 이루어진다고 할 수 있다. 이상발효가 해소되어 유익한 장내세균의 번식이 왕성하게 되면, 필연적으로 피는 깨끗하게 되어 진다.

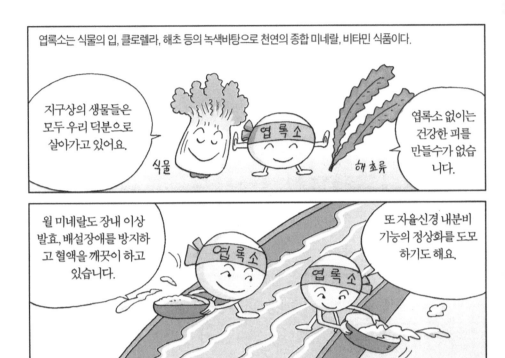

부자연식품은 그 양에 상관없이 장내세균의 성상을 혼란시킨다. 백미 및 육식 위주의 식단을 하고 있다면 누구나 효소를 보충할 필요가 있는 것이다. 결론적으로 효소라고 해도 품질의 차이는 매우 크므로 양질의 것을 고르는 것이 중요하다. 양질이 높은 효소 중 하나로 배아를 꼽을 수 있는 데 배아란 곡식을 땅에 뿌렸을 때 눈이 나오는 부분이다. 곡식의 생명이 깃들이고 있는 곳이니까, 천연의 미네랄, 비타민, 효소등 유효성분의 보고다.

백미를 주식으로 하는 현대인은 한 사람의 예외 없이 심각한

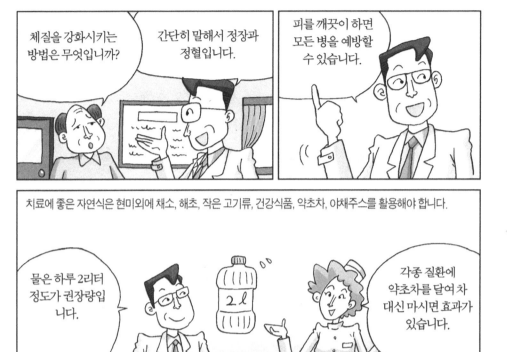

배아성분 결핍상태가 되어 있으니까 현미, 채식 하고 또 배아를 충분히 보급해야 한다. 배아에 들어있는 다채로운 유효성분은 장내세균의 균형을 회복하고, 혈액성상을 정상화시켜 신속하게 체질개선을 도모하는 것이다. 특히 장의 기능을 건전하게 하고, 항병력을 강화시키는 성분으로는 배아중의 비타민 B군이 특히 중요한 역할을 하고 있다고 생각된다. 이들은 당대사의 정상화에 불가결한 비타민이다. 당대사가 잘못 되면 물질대사 전체가 바닥에서부터 뒤흔들린다. 에너지 생산이 원활하게 행해지지 않게 되고 장기조직의 기능이 약화된다. 그 결과 여러 가지 병에 걸리기 쉽다. 또 B군은 자율신경기능의 안정을 유지하는데도 필수적인 물질이니까 배아는 스트레스에 대한 저항력을 강화하는데 크게 도움이 된다. 또한 공해물질을 비활성화하고 몸 밖으로 배설하는 유효성분도 들어있다. 이로 인하여 건강 한 사람 역시 항공해 식품으로서 꼭 활용해야 할 식품이다.

또한 엽록소는 식물의 잎, 클로렐라, 해초 등의 녹색의 바탕으로 천연의 종합 미네랄, 비타민 식품이다. 태양에너지를 잡아 그것을 화학에너지로 전환시키는 특이한 작용을 하는 성분이다. 이 지구상 생물의 거의 전부는 이 엽록소의 덕분으로 살아가고 있다. 우리의 음식물도 근원을 따지면 모두 이 엽록소에 의해 만들어지는 것이라고 말할 수 있으나 이 엽록소를 직접 이용하는 것도 불가결하다.

엽록소는 직접적으로 우리의 조혈기능에 관여하는 것으로 장내세균의 균형 회복, 장 점막기능의 정상화에 위력을 나타낸다. 엽록소 없이는 건강한 피를 충분히 만들어 낼 수가 없다. 그러므로 인간은 푸른 채소를 먹는 습관을 갖게 되는데 현재 우리나라 사람은 그 섭취량이 매우 적어지고 있다. 백미, 육식에 추가하여 공해물질의 침입으로 피의 산독화가 진행되고 있으니까, 더 효율적으로 엽록소를 보급하는 방법을 취하지 않으면 안 된다. 중화 해독 작용으로 인하여 피의 산독화를 방지하고 내장기능을 속히 바로잡을 수 있어 질병체질의 개선에 크게 도움을 준다.

 다음으로 미네랄을 살펴 볼 수 있다. 미네랄은 종합적으로 미네랄을 종합적으로 보급하고 장안의 이상발효, 배설장애를 방지하여, 혈액을 깨끗이 하고 자율신경 내분비기능의 정상화를 도모한다.

 또한 식물성 기름의 효능으로 리놀산, 리놀레인산등의 불포화지방산이 피 속에서 남아도는 중성지방이나 혈관 벽에 침착된 콜레스테롤을 씻어내고, 혈관의 노화를 방지한다. 담즙의 분비, 배설을 원활하게 하고 간장 기능을 높인다. 이처럼 다양한 식품을 통하여 몸의 기능을 보안하고 또한 질병을 예방할 수 있다. 다음은 이러한 효과를 주는 물질과 더불어 현대인의 만성질환에 대하여 살펴보고 이에 따른 자연식 치유법을 살펴보기로 한다.

TIP! 치질에 좋은 민간요법

치질에 좋은 민간요법은 먼저 검정깨, 녹미 채를 상식하고, 우렁이를 갈아서 메밀가루와 개어 국부에 붙이는 것이다. 또한 쑥을 달여 낸 물을 허리 아래쪽에만 담궈 요탕을 하는 일 또한 중요하다. 이러한 목욕 시에는 항문 둘레를 손가락 끝으로 천천히 누르며 지압을 해주는 것도 효과가 있다. 아픔이 극심할 때는 마늘을 석쇠에 구워 뜨거운 즙이 밖으로 나올 때, 거즈로 싸서 따뜻할 동안 환부에 댄다면 통증 완화에 도움이 될 것이다.

만성질환의
자연식 치료법

최근 자연식 건강법과 관련하여 일반 사람들은 기초의학과 임상을 배우고 있다. 또한 그 실천자이기도 한 일반 사람들에게 건강법 붐이 일고 이로 인하여 기초상식에 대한 열풍이 높아지고 있다. 현대의학의 약물요법은 원래 대증요법이다.

　병이 나타내는 여러 가지 증상 및 예를 들면 두통, 발열, 설사 등의 하나하나의 증상을 즉시 해소 시키려는 목적으로 연구 개발되어 왔다. 대증요법으로 즉효성이 있고 우수한 효능을 발휘한다. 병의 본체 그 자체가 과연 완치되었는가는 지극히 의심스럽다. 이는 화학약제가 갖는 그 자체의 숙명적인 성격으로 인하여 새로운 난병이 자꾸 늘어가고 있다. 현재 의원 병이라 불리는 것은 그 빙산의 일각에 불과하다.

　인간이 시험관 속에서 마음대로 날조한 화학약제라고 하는 것은 자연물인 우리들 체세포에는 원래 이질적 물질인 것이다. 원칙적으로 그것은 몸 안에 받아들이지 않는 것이 좋다. 그러나 현대의 화학은 이 유기물합성이라는 위험한 장난에 열중하고 있다. 아마도 이것이 인류의 장래에 중대한 영향을 끼칠 것이다.

　이에 따라 가장 효과적인 것은 자연치유력은 정장 및 정혈을 전제로 하여 그 위력을 발휘한다. 정장과 정혈은 정신요법, 식사요법, 물리요법 등의 이른바 자연요법에 의하여 기대된다. 이것이 만병을 근치시키는 기본원리다. 이번 장에서는 자연식 요법의 실제를 한데 모아 보았다.

눈의 장애를 자연식 요법으로 치료하기

1) 눈의 노화와 장애

건조한 날씨와 황사 등의 공해로 인하여 눈의 노출은 오염에 극심화 되고 이에 따라 눈의 질병도 더욱 다양화 되고 있다. 당뇨병이나 동맥경화증의 질병 발병 후 눈은 더욱 큰 장애의 위험에 부딪치고 체질의 약화로 인하여 몸의 상태는 안 좋아 질 수 있다.

신체의 피로와 눈의 장애는 영양 상태에 또한 많은 영향을 받게 되는 데 결국 이는 식생활에 의한 체질의 개선을 치료의 중심으로 연결된다. 곧 현미 및 채식에 의하여 눈을 구성하고 있는 세포의 질이 좋게 됨과 동시에 간장기능에 부활되고 혈액의 상태가 정상화됨으로써 눈의 기능장애도 제거된다.

녹내장

노인성 질환으로 연결되어 있는 것으로 알려져 있는 녹내장은 최근 나이에 관계없이 발병률이 높아지고 있다. 녹내장은 눈이 쉽게 피로하고 견비통 및 두통, 안압상승 등의 증상이 나타나면 의심해 봐야 한다.

정상인 안구는 내부의 일정한 수압에 의하여 구형을 유지하고 있다. 보통 건강한 사람은 10~20밀리 Hg정도로 안압이 높아지면 안구는 굳어진다. 시신경이나 망막이 압박되고, 그 부분

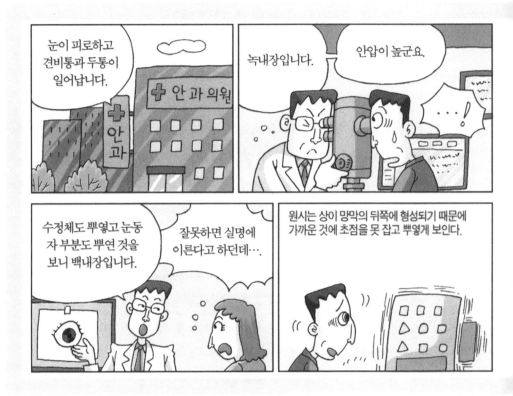

의 혈액의 순환이 나빠지기 때문에 시야는 좁아지고, 시력도 저하된다. 녹내장의 본태는 안압의 이상 상승이다. 그러므로 안압을 내리는 것이 치료의 안목으로 혈액을 정화하여 수분대사를 정상으로 하며 과식을 중지하고, 자율신경기능을 정상화시키는 것이 중요하다.

백내장

백내장의 증상은 수정체가 뿌옇게 흐려지는 것으로 시작된다. 중증이 되면 눈동자 부분도 뿌옇게 되므로 곧 알 수 있다. 눈이

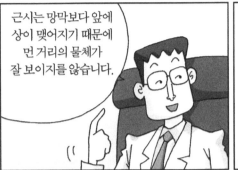

근시는 망막보다 앞에 상이 맺어지기 때문에 먼 거리의 물체가 잘 보이지를 않습니다.

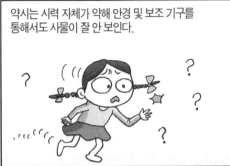

약시는 시력 자체가 약해 안경 및 보조 기구를 통해서도 사물이 잘 안 보인다.

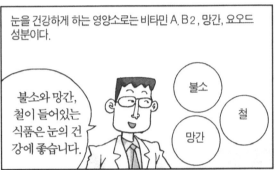

눈을 건강하게 하는 영양소로는 비타민 A, B2, 망간, 요오드 성분이다.

불소와 망간, 철이 들어있는 식품은 눈의 건강에 좋습니다.

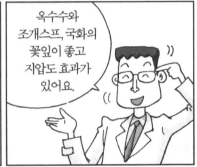

옥수수와 조개스프, 국화의 꽃잎이 좋고 지압도 효과가 있어요.

부시거나 흐릿하고 대상의 초점이 잘 맞지 않는 등의 증세가 나타날 경우 백내장을 의심해 볼 수 있다. 백내장은 발병 후 시력은 극도로 저하되어 실명에 이르게 되는 무서운 질환이다.

근시, 원시

눈은 자동적으로 먼 곳과 가까운 곳을 보기 위한 자체 조절 기능을 갖고 있다. 먼저 가까운 사물을 바라 볼 때는 안구의 수정체가 부풀어 두껍게 되고, 먼 곳을 볼 경우는 얇게 되어 핀트가 조절된다. 이 조절기능은 모양 근이 긴장하거나 늦추어져서 행하여진다. 그러나 만일 이 모양 근의 기능상태가 잘 조절 안 되면 근시 또는 원시가 된다. 곧 상이 망막의 뒤쪽에 형성되기 때문에 가까운 것이 초점을 못 잡고, 뿌옇게 보이게 되는 원시로 돌아가게 되는 것이다. 책을 읽거나 집중하는 일이 있을 경우 핀트를 못 맞추어 눈이 쉽게 매우 피곤해질 수 있어서 집중력이 흐트러지고 아이들의 경우 원시가 되면 공부를 싫어하고, 침착성을 잃게 된다. 한편 근시는 망막보다 앞에 상이 맺어지기 때문에 먼 거리의 대상이 잘 보이지 않는다. 근시가 되면, 눈이 피곤하기 쉽고, 두통이 나거나 어깨가 결리기 쉽다.

약시

약시는 시력자체가 약해 안경 및 보조구를 통해서도 사물이 잘 보이지 않는다. 일반적으로 약시는 눈의 결함 뿐 만 아니라 뇌 신경경계 즉 시신경에도 이상이 생긴다.

빛을 느끼는 것은 눈에 있는 망막이지만 물체를 영상으로 인지하는 것은 대뇌다. 어린 아이가 약시가 되었을 경우, 침착성이나 끈기가 없고 이야기도 서투르게 할 수 있으며 걸음이 불안정하여 넘어지는 등의 장애가 일어나기 쉽다.

2) 눈의 장애와 자연 치유 식단

눈을 건강하게 하는 영양소로는 비타민A, B_2, 망간, 요오드 성분이다. 특히 불소가 많이 들어있는 식품은 시력을 강화시키고 망간, 철이 많이 들어있는 식품은 눈의 충혈을 방지한다.

자연식 식단 즉 채식과 현미식의 적당한 섭취는 눈 건강에 한층 효과적이고 눈의 장애를 예방할 수 있다. 특히 검정깨, 식물유, 해초, 당근, 호박, 파셀리=여러 가지로 연구하여 더 많이 상식하도록 한다. 눈의 피로와 진정 작용에는 옥수수와 조개의 수프가 탁월하며 시력 강화를 위해 국화의 꽃잎이 좋다. 평소에 눈동자의 운동 또는 지압을 통하여 눈을 강화시키는 것 또한 중요한 방법 중에 하나라 할 수 있다.

항문 질환을 자연식 요법으로 치료하기

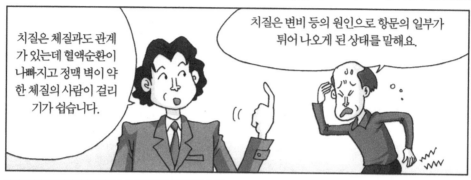

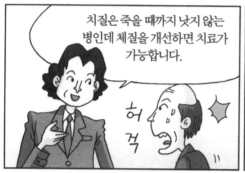

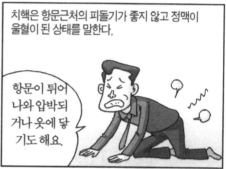

1) 항문 질환의 종류

치질

사무직의 대량화와 서양의 좌식 문화, 잦은 술자리 등으로 치질은 보편적인 만성질환으로 자리 잡은 지 오래다. 치질이란 변비 등의 원인으로 항문의 일부가 튀어 나오게 된 상태를 말한다.

직장과 항문의 점막 아래에는 약 3㎝쯤의 폭으로 그물눈과 같이 정맥이 모여 있다. 골반 안의 혈액은 모두 이곳을 통해 심장

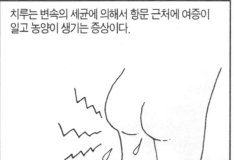

치루는 변속의 세균에 의해서 항문 근처에 여증이 일고 농양이 생기는 증상이다.

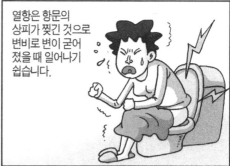

열항은 항문의 상피가 찢긴 것으로 변비로 변이 굳어졌을 때 일어나기 쉽습니다.

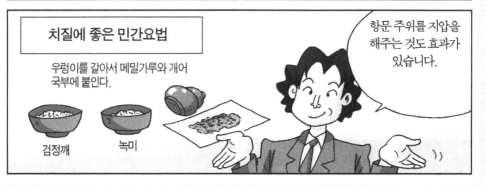

치질에 좋은 민간요법

우렁이를 갈아서 메밀가루와 개어 국부에 붙인다.

검정깨

녹미

항문 주위를 지압을 해주는 것도 효과가 있습니다.

으로 돌아가게 되는 데 일반적으로 그 정맥의 흐름이 나빠지고 울혈이 되면 정맥이 부풀어서 혹이 생긴다. 이 혹이 터지면 출혈이 발생하고 배변할 때의 압박과 마찰로 처지는 수도 있다. 특히 변비로 변이 굳어지면 터지기 쉬워진다. 한 번의 출혈은 소량이지만, 여러 번 되풀이 되는 가운데 실혈성의 빈혈을 일으키는 수도 있다. 또 혹은 동시에 여럿이 생기는 것이 보통이다. 내부에 생긴 혹이 배변할 때 밖으로 나온 채 속에 들어가지 않기도 한다.

치질의 고통은 이러한 출혈과 외형적인 것만이 아니다. 세균

감염 등으로 인하여 염증이 생기면 고통을 느끼게 되고 걷기 힘들어지는 사태가 발생하게 된다.

일반적으로 치질은 직장의 항문 점막 아래 정맥을 지속적으로 압박하는 사람에 일어나기 쉽다고 말한다. 예를 들면 사무원, 자동차운전기사 등, 또 이 부분에 압력을 받기 쉬운 사람 등이다. 그러나 치질 역시 체질과 밀접한 관계가 있다. 혈액순환이 나빠지고 정맥 벽이 약한 체질의 사람이 걸리기 쉽다. 이는 곧 자율신경의 균형이 깨어지고 체세포가 약하기 때문이다.

치질에 걸리기 쉬운 체질로 진행되는 이유는 백미와 육식, 그리고 과식의 원인이 크다. 이것은 장의 기능을 혼란시키고 변비의 발생을 용이하게 하여 혈액을 매우 탁하게 한다. 이런 사람이 겨울철 또는 여름에 냉방에서 아랫배나 다리를 차게 하거나 오래 앉아 있을 경우 발병률은 더욱 높아진다. 치질은 절에 갈 때 즉, 죽음에 이르기 까지 낫지 않는다 해서 치라는 이름이 지어졌다고 할 만큼 낫기 어려운 병이라고 한다. 그러나 체질을 개선하고 충분한 운동을 통한다면 근치할 수 있을 것이다.

치핵

치핵이란 항문 근처의 피돌기가 좋지 않고, 정맥이 울혈이 된 상태를 말한다. 항문이 튀어나와 압박되거나 옷에 닿을 수 있다.

치루

치루란 변속의 세균에 의해서, 항문 근처에 염증이 일고 항문 주위에 농양이 생기는 상태를 일컫는다. 그 농양에서 고름이 흐르고, 그 뒤에 관이 형성된 것이다.

열항

열항이란 항문의 상피가 찢긴 것으로 변비로 변이 굳어졌을 때 일어나기 쉽다. 배변 시 매우 심한 통증을 느껴지게 되고 자율신경의 균형이 무너지질 경우 항문 괄약근이 경련해서 아픔이 증가할 수 있다. 여러 번 발병 하게 된다면 상처 자체가 궤양이 되어 고치기 어렵게 된다.

2) 항문 질환과 자연 치유 식단

항문 지방에 도움이 되는 음식으로는 철이 많이 들어있는 식품 및 마그네슘과 비타민 D 등이 좋다. 철이 들어 있는 식품은 직장 근을 강화시키고, 배변을 원활하게 하고 마그네슘과 비타민D를 통하여 변비를 고치고 정맥혈의 울체를 방지한다. 또한 칼슘, 칼륨이 많이 들어있는 식품은 혈액순환을 촉진시키고, 울혈을 제거한다.

자연식으로 현미와 채식을 생활하고 딸기를 하루 2~3개씩 상식하면 배변이 좋아지고 탁효를 볼 수 있다. 기본적으로 변비 예방을 통하여 항문질환을 함께 예방할 수 있다. 변비에는 비타민 A류, 철, 나트륨이 다량으로 들어있는 식품을 통하여 소화를 촉진하고 비타민B를 통해 장의 연동운동을 높여 노폐물 배설을 용이하게 한다.

수면 장애를 자연식 요법으로 치료하기

1) 불면증의 원인과 식단 조절의 중요성

수면은 심신의 피로를 풀고 새 활동의 에너지를 저축한다. 이를 좀 더 구체적으로 말하면 위장을 쉬게 하는 것이다. 우리가 살아가는데 활동의 중심을 이루고 있는 것은 소화기능이다. 위장은 음식으로 받아들인 단순한 물질을 생명활동을 하는 산 물질로 바꾸는 대사업을 하고 있다. 곧 쓸 수 있는 상태가 된 영양물이나 산소를 공급받고 그것을 소비하면서 활동하는 다른 장기와는 활동의 성질이 근본적으로 다른 것이다. 그러므로 위장은 뇌보다 훨씬 더 피로하다. 이 위장의 피로를 풀기 위해 수면이라는 현상이 일어나는 것이다. 수면 중에는 우리들의 정신이 가장 해방된다. 살아있는 상태에서는 가장 자극이 적은 상태가 되기 때문이다.

불면증은 이 귀중한 작용을 정상적으로 행할 수 없게 된 것으로 중대한 문제라 아니할 수 없다. 그러나 수면은 생명을 유지하는 데 불가결한 조건이기 때문에 본래 필요한 만큼으로 자연히 잠들 수 있도록 되어있다. 불면증은 그것이 비정상적으로 되어 있으므로 그것을 바로잡아 주어야 한다. 불면증은 그다지 고치기 어려운 병은 아닌 것이다.

불면증 환자의 거의 모두는 노이로제 기미가 있다. 사실 우울

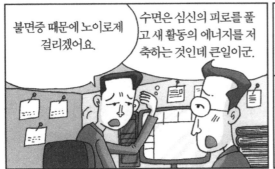
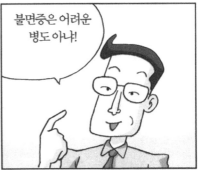

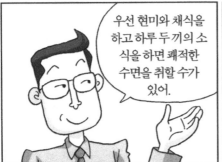
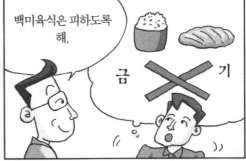

증의 사람도 적지 않다. 곧 신경기능이 잘못 되어 있다. 그 신
경계를 약하게 하는 최대의 원인은 식생활의 잘못에 의한 위장
장애에 있다. 위장의 활동이 나쁘게 되면 효소나 비타민 등 미
량성분의 흡수가 나쁘게 되고, 합성능력도 저하된다. 따라서
이들 미량성분을 대량으로 소비하면서 활동하고 있는 신경세
포가 맨 먼저 타격을 받게 마련이다.

신경기능이 약화하면 환경에 대한 순응성이 매우 저하된다.
사람에 대한 공포나 의심이 매우 강해지고 무엇이든 과민하게
반응하게 된다. 사소한 것에 마음이 걸려 잠을 못 이루고 밤중

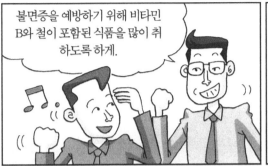

불면증을 예방하기 위해 비타민 B와 철이 포함된 식품을 많이 취하도록 하게.

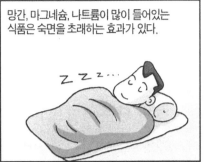

망간, 마그네슘, 나트륨이 많이 들어있는 식품은 숙면을 초래하는 효과가 있다.

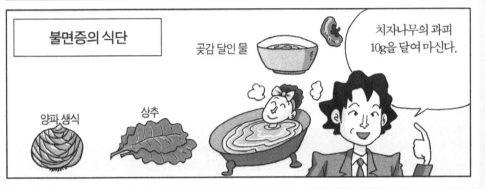

불면증의 식단

양파.생식

상추

곶감 달인 물

치자나무의 과피 10g을 달여 마신다.

에 잠이 깨어 다시 눈 붙이기 어렵게 된다.

일반적으로 이런 사람에 대해서는 낮 동안에 좌절을 해결하고 잠자리까지는 문제를 끌어오지 않도록 하라는 충고를 한다. 그러나 그것을 실행하지 못해 괴로워하는 것이 불면증이므로 먼저 생리적으로 신경의 쇠약을 해소하는 것이 선결조건이다. 그러나 그것만으로 거의 다 낫는다.

식사의 내용을 개선함과 동시에 소식하고 위장의 피로를 덜며 기능을 회복시키지 않으면 안 된다. 곧 현미 및 채식, 하루 두 끼의 소식이 적당하다. 보통 한 끼를 들었을 때 위장의 피로는 세 시간의 수면으로 해소된다. 따라서 6~8시간의 수면으로 쾌적한 생활을 보내려면 하루 두 끼의 식사가 적당하다. 만일 하루 삼식으로 하려면 한 끼의 식사량을 되도록 적게 하지 않으면 안 된다. 현미 및 채식의 소식이라면 하루 5~6 시간의 수면으로 충분하다. 그리고 하루나 이틀의 밤샘에도 끄떡없다. 그러나 백미 및 육식을 하고 수면 시간을 줄인 생활을 오래 지속한다면 심각한 불면증에 빠진다. 또 사람은 원래 야행동물이므로 낮에 활동을 하고 밤에 잔다는 자연의 리듬에 맞추는 것 또한 중요하다.

2) 불면증의 식단

 불면증을 예방하기 위하여 비타민B, 철을 포함하는 식품을 통해 자율신경을 안정화시키는 것이 중요하다. 또한 망간, 마그네슘, 나트륨이 많이 들어있는 식품은 숙면을 초래하는 효과가 있으며, 낮에도 자꾸 졸음이 오는 것을 방지한다. 현미 및 채식을 실천하고 다음과 같은 민간요법을 병행하면 불면증은 근치된다.
 먼저 양파를 생식하면 숙면에 효과적이고 상추 또한 잠이 오는 성분을 갖고 있어 도움이 된다. 치자나무의 과피 10g을 하루의 양으로 하여 달여 마시면 마음이 가라앉고 푹 잠 들 수 있다. 자기 전에 미지근한 물에 천천히 들어가 목욕을 하는 것 또한 좋은 숙면을 취할 수 있을 것이다. 현미떡의 경우, 한 조각을 아무 간도 맞추지 말고 그대로 취침 전에 먹는다. 밤중에 가끔 소변을 보러 잠이 깨이는 사람에게 탁효가 있다. 몸을 덥히고 밤중에 깨는 일도 없이 아침까지 숙면할 수 있다.
 자리에 들기 전에 매실 1, 2개를 더운물에 담갔다 마시거나 저녁식사로 염교를 먹는다. 또한 곶감 3개와 물 600cc를 여린 불에 잘 달여, 자기 전에 마신다. 발을 중심적으로 지압하는 것 또한 큰 효과를 누릴 수 있다.

치아 건강을 위한 자연식 치료방법

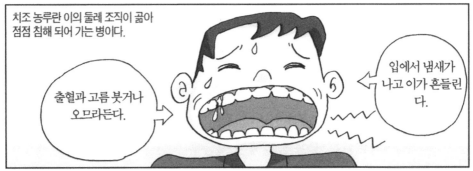

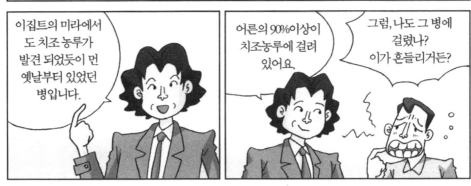

1) 치조농루

치조농루란 이의 둘레 조직이 곪아 점점 침해되어가는 병이다. 잇몸의 가에서 출혈하거나 이와 잇몸 사이에서 고름이 나거나 잇몸이 붓거나, 거꾸로 오므라들거나 한다. 특별한 아픔은 없으므로 마음에 두지 않는 이가 많다. 병이 진행되면 이가 흔들리고 치열도 나쁘게 되며 음식을 먹을 때도 힘이 나지 않고 잇몸이 붓고 매우 아프게 된다. 그리고 입에서 냄새가 나는 등 곤란한 증세로 발전 할 수 있다. 그러다 이내 이가 흔들리고 전부 빠지게 되는 등 악화 증상으로 발전하게 되는 것이다.

이집트의 미라에서도 치조농루가 발견되었듯이 먼 옛날부터

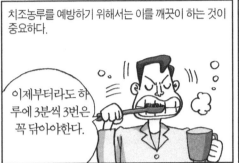

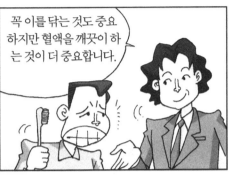

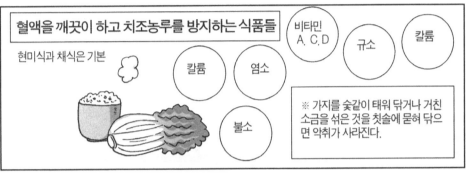

있던 병이었지만 아주 흔한 병이 된 것은 극히 최근의 일이다. 현대에서는 어른의 90%이상이 치조농루라고 말하고 있다.

치조농루는 치육 염에 잇달아 일어나는 수가 많다. 그 치육 염은 특히 이의 불결에서 일어난다고 말한다. 특히 잇 뿌리에 음식의 찌꺼기가 남아 있으면, 침의 성분 즉 칼슘 등은 세균의 작용으로 석회화하고, 그것이 잇몸을 자극하여 염증을 일으키게 된다. 그러므로 이를 깨끗이 하도록 주의하는 것이 중요하지만 그 이상의 중요한 것은 체질을 개선하는 것이 먼저가 되어야 할 것이다. 혈액을 깨끗이 하여 잇몸의 혈액순환을 좋게 하지 않으면 안 된다.

2) 치조농루의 식단

치조 농루를 방지하는 식품들에는 칼륨, 염소, 불소가 들어있는 성분이다. 비타민A, C, D를 포함하는 식품은 치질을 튼튼히 한다. 특히 규소, 칼륨이 많이 들어있는 식품은 이뿌리를 튼튼하게 하는 효과가 있다.

현미 및 채식을 생활화하고 다음과 같은 민간요법을 병행하면, 치조농루는 방지되고 또 악화를 막을 수 있다.

먼저 가지를 숯같이 태워 닦거나 숯 같이 태운 것에 거친 소금을 섞은 것을 칫솔에 묻혀 이와 잇몸을 잘 마사지하듯이 닦게 되면 입 안의 악취가 사라진다. 별꽃을 건조시켜 가루로 만든 것에 거친 소금을 섞고 가지 숯과 같이 써도 좋다. 또한 샐러드채와 샐러리를 상식하는 것 또한 많은 도움이 될 것이다.

통증을 자연식 요법으로 치료하기

1) 통증의 종류와 원인

승모근의 질환 경비통

견비통이란 승모군이 굳어지며 뻐근한 불쾌함이 일어나는 증상이다. 승모근은 목의 뒤에서 두 어깨, 또한 등의 중앙부에 퍼져 있는 마름모꼴의 큰 근육이다. 원래 무거운 두 팔을 늘이고, 무거운 머리를 받치고 있는데 목과 어깨는 몸의 상부에 있어, 혈액순환이 좋지 못하고 울혈하기 쉽다. 그러므로 과로나 피로에 의하여 견비통이 일어나기 쉽다.

과로나 피로에 의한 견비통의 경우 휴식을 통하여 해결이 되지만 만성 견비통의 경우 몸을 쉬는 것만으로는 낫지 않는다. 지속적인 혈액순환의 장애 및 조직의 영양장애 등이 원인이 되어 일어나기 때문이다.

목이나 어깨의 영양장애가 일어나면 목이나 등뼈, 어깨 관절에 변형이 일어나고 근육의 이상 수축이 일어나거나 또 뼈와 뼈를 연결시키는 역할을 하는 추간판이 얇게 되어, 그곳을 지나가는 신경을 압박하기 쉽다. 혈액순환이 나쁘게 되면 산소의 공급이 적게 되고 정맥이 울혈 되어 피로 물질이 쌓이기 쉽기 때문에 역시 세포활동은 장애가 되어 여러 가지 트러블을 일으키기 쉽다.

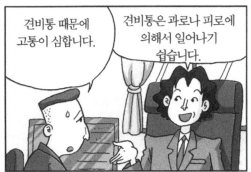

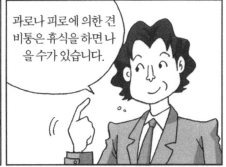

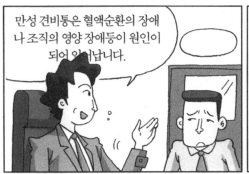

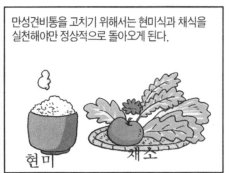

만성 견비통을 고치기 위해서는 채식을 실천하고 혈액의 상태를 정상으로 만들지 않으면 안 된다. 조직에 필요한 영양분을 보냄과 동시에 조직에 생긴 노폐물을 신속히 운반해야 한다. 혈액의 질이 좋아지면, 혈액의 탄력성도 증대하고 혈액의 순환도 자연히 좋게 된다. 가장 중요한 점은 자세를 바르게 하여 조기 예방을 하며 체조나 지압, 또는 교정요법, 온열요법을 하면 더 효과적일 것이다. 이는 곧 혈액순환이 촉진되거나 반사기전에 의해서 견비통을 해소할 수 있을 것이다.

자세도 바르게 하고 체조나 지압, 교정요법, 온열요법을 병행하면 더욱 효과적이다.

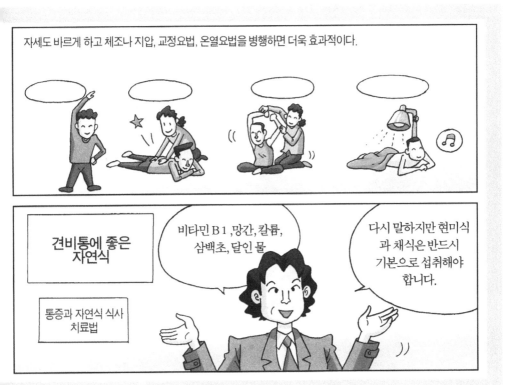

| 견비통에 좋은 자연식 | 비타민 B 1 ,망간, 칼륨, 삼백초, 달인 물 | 다시 말하지만 현미식과 채식은 반드시 기본으로 섭취해야 합니다. |

통증과 자연식 식사 치료법

TIP! 위아토니 및 위하수에 좋은 유효식품

표고버섯, 파셀리, 우엉, 감자, 왕파, 완두콩, 잠두, 배추, 콩나물, 오이, 머위, 샐러드 채, 살구, 딸기, 매실 등이 좋다. 약초차로 결명자, 감, 이질풀, 구기자를 달여 차 대신 마신다.

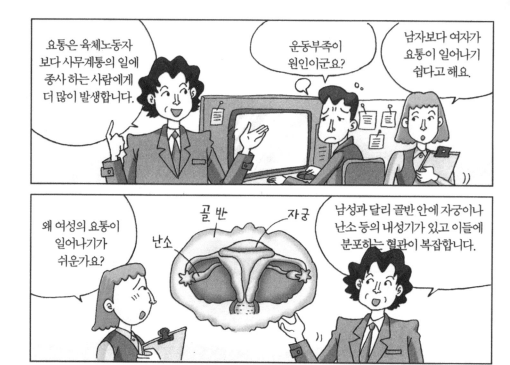

요통증의 원인과 체질 개선

요통 발병은 여러 가지 원인으로 일어난다. 예를 들어 질환의 한 증세로 일어나는 경우 나 내장장애에 의한 방산 통에 의한 경우, 또는 소의 장애에 의한 경우 등 이다. 특히 심한 증세를 나타내는 요통은 추간판의 이상으로 일어나는 것이 많다.

등뼈는 하나의 뼈로 된 것이 아니라 32개의 뼈가 염주 꿰듯이 이어져 이루어지고 있다. 그러므로 등뼈에 유연성이 있어 몸을 자유로 굽히거나 움직일 수 있는 것이다. 뼈와 뼈 사이에는 추간판이 있어 쿠션의 역할을 하고 있다. 이 추간판의 탄력성이

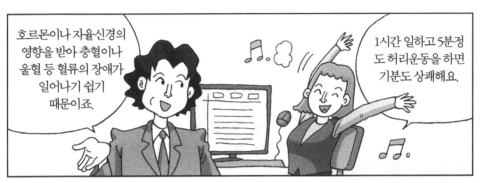

호르몬이나 자율신경의 영향을 받아 충혈이나 울혈 등 혈류의 장애가 일어나기 쉽기 때문이죠.

1시간 일하고 5분정도 허리운동을 하면 기분도 상쾌해요.

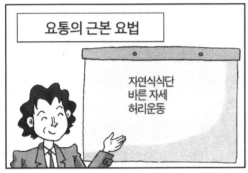

요통의 근본 요법

자연식식단
바른 자세
허리운동

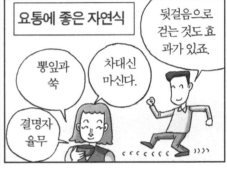

요통에 좋은 자연식

뒷걸음으로 걷는 것도 효과가 있죠.

뽕잎과 쑥

차대신 마신다.

결명자 율무

약화되면 아래위 뼈의 압박을 받아 얇게 되거나, 밖으로 튀어나오는 추간판 헤르니아로 변하여 가까이에 분포되고 있는 신경을 자극하고 척추신경을 압박하여 고통을 발생시킨다.

그 밖에 여성은 미용식으로 생각하여 과일을 과다하게 섭취하는 것도 몸을 지나치게 차게 하여 요통의 한 원인이 발생 할 수 있다. 그러므로 요통의 치료는 혈액의 질을 좋게 하여 요부의 혈액순환을 촉진시키는 것이 가장 필요하다. 추간판은 여느 때에도 영양이 잘 보급이 안 되는 곳이므로 혈액의 기능을 좋게 하여 영양물이나 산소를 더욱 효율적으로 보내지 않으면 안 된다.

요통은 평소 허리를 잘 쓰는 육체노동자 보다 오히려 사무계통의 일에 종사하는 사람에 흔히 볼 수 있다. 백미, 육식으로 혈액이 흐려지고 체세포의 질이 가뜩 약해진 것에 따른다. 이에 운동부족이 더해지면 추간판의 섬유 테가 느슨해지고 허리에 오는 무리로 수핵이 빠져나오기 좋은 조건을 다 구비시켜주는 것이다. 이런 사람은 장거리드라이브에 나가거나 밤새워 책상다리로 앉아 마작을 하는 등 골프채로 허리를 굽히는 것일 발단이 되어 간단히 요통 증을 일으키게 된다.

여성이 요통이 일어나기 쉬운 것은 남성과 달리 골반 안에 자궁이나 난소 등의 내성기가 있고, 이들에 분포하는 혈관도 복잡하여 호르몬이나 자율신경의 영향을 받아 충혈이나 울혈등 혈류의 장애가 일어나기 쉽기 때문이다. 그러나 중요한 것은 요통의 근본 요법으로 자연식 식단을 중심으로 한 체질의 개선이다. 이와 동시에 언제나 바른 자세를 지니고 허리 근육의 지나친 긴장을 제거할 것, 허리의 운동이나 입욕, 적외선 등으로 허리의 혈액순환을 좋게 할 것을 염두에 두어야 한다.

각종 신경통

신경통이란 피부나 관절, 근육 등의 감각을 주재하는 「자각신경」이 염증, 압박 등의 장애를 받음으로써 일어나는 아픔을 말한다. 두통이나 복통 등과 마찬가지 특정 증세의 이름이다. 그러나 신경통은 어떻게 해서 생기는가 하는 메커니즘에 대해서는 아직 완전히 해명되어 있지 않다. 유력한 원인으로 생각되는 것은 비타민 결핍, 알레르기, 호르몬 실조, 동맥경화, 세포감염 등이다.

가장 큰 원인으로 영양의 균형이 무너졌기 때문에 생리기능이 혼란된 것으로 볼 수 있다. 특히 노폐물의 배설이 잘 되지 않고, 혈액순환이 나쁘게 되고 흐려진 혈액이 조직에 울체하고 있는 것이 큰 요소가 되고 있다. 또한 아픔이 주요한 증세라는 공통점 때문에 류머티즘과 혼동되기 쉬운데 엄밀하게는 상이한 질환이다. 류머티즘과 대비한 경우는 신경통은 신경의 경로에 따라 아픔이 일어나는 병이라고 생각하면 좋다.

류머티즘 및 기타, 고통이 일어나는 여러 가지 병과 상이한 점은 주로 다음의 세 가지다.

① 발작적으로 격심한 고통이 습격한다.

② 고통의 범위가 일정한 신경의 지배영역에 한정되어 있다.

③ 동통 발작이 나타났을 때 신경이 몸의 표면에 가까운 곳을

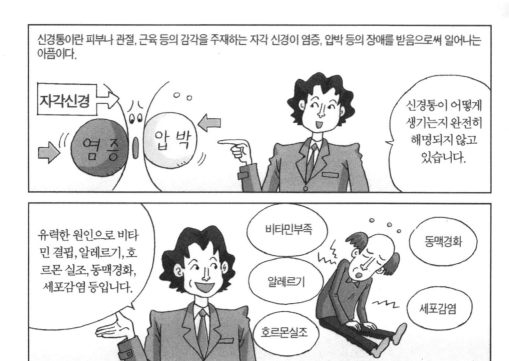

통하는 곳을 누르면 특히 아픔을 강하게 느낀다. 곧 압통점이 있다.

신경통에 많은 것은 허리에서 발에 걸쳐 일어나는 좌골 신경통 및 배에서 허리에 걸쳐 일어나는 요복 신경통, 머리에서 안면에 걸쳐 일어나는 삼차 신경통 등 아픔이 일어나는 장소나 아픔은 느끼는 신경의 이름을 붙였을 뿐으로 신경통 자체에는 변함이 없다. 어느 것이나 참 원인인 체질의 악화를 제거해두면 고통이 자연히 사라진다.

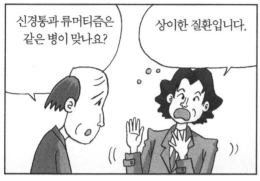

신경통과 류머티즘은 같은 병이 맞나요?

상이한 질환입니다.

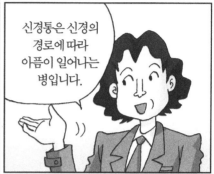

신경통은 신경의 경로에 따라 아픔이 일어나는 병입니다.

류머티즘 및 기타, 고통이 일어나는 여러 가지 병과 다른 점은 다음과 같다.

①발작적으로 격심한 고통이 습격하다.
②고통의 범위가 일정한 신경의 지배영역에 한정되어있다.
③동통 발작이 나타났을 때 신경이 몸의 표면에 가까운 곳을 통하는 곳을 누르면 특히 아픔을 강하게 느낀다.

2) 통증에 좋은 자연식 치유 식단

견비통에 좋은 자연식

견비통은 비타민 B_1이 풍부한 식품을 섭취하여 소화력을 높여 위의 피로를 풀어 주는 것이 중요하다. 망간이 많이 들어있는 식품은 근육의 결림을 제거한다. 칼륨이 많이 들어있는 식품은 혈류를 촉진하고 아픔을 가라앉힌다. 현미 및 채식을 실천하고 다음과 같은 민간요법을 병행하면 더 빨리 근치된다.

첫째, 삼백초를 달여 마시는 것을 통하여 근육의 결림 및 근육

섬유의 피로를 제거 한다.

둘째, 충분한 운동을 통한 근육의 활용을 이완시킨다.

셋째, 어깨를 부분적으로 너무 쓸 경우 어깨를 누르고 가장 아픔을 심하게 느끼는 곳에 금속 자기립을 댄다.

요통에 좋은 자연식

요통에는 비타민 B류가 많이 들어있는 식품을 통하여 신경계의 과민성을 제거한다. 나트륨, 망간이 많이 들어있는 식품은 신경의 염증이나 경련에 의한 고통을 진정시킨다. 현미 및 채식을 하고, 다음과 같은 민간요법을 병행하면 보다 빨리 근치될 수 있다.

첫째, 뽕잎과 쑥을 달여 차대신 마신다.

둘째, 뽕잎, 결명자, 율무를 달여 차대신 마신다.

셋째, 솔잎 약탕, 무의 마른 잎, 창포, 밀감껍질 등을 달인 물을 탕에 넣고 입욕한다.

넷째, 뒷걸음치기를 통해 추간판 헤르니아에 효과를 준다. 뒷걸음치듯 뒤쪽으로 보통걸음으로 걷는다. 평소 쓰지 않던 근육을 쓰기 때문에, 그 자극으로 몸의 변조가 시정된다.

신경통의 경우에는 침, 뜸, 지압 등도 매우 유효하다.

피부 질환을 자연식 요법으로 치료하기

　피부 질환은 계절의 변화에 따른 온도 및 기계?화학적 자극, 자외선 등의 여러 자극으로 발생하게 된다. 또한 유효성분을 흡수하고 노폐물을 배출하는 등 생리기능 전체의 정상화에도 중요한 역할을 하고 있다.

　피부 자체는 내부에서 분비되는 피부 지방과 땀이 뒤섞여 만들어진 산성의 막에 표면이 덮여 보호되고 있다. 이 지방 막은 강한 살균작용을 가지고 있다. 또 산성이기 때문에 체내의 노폐물은 원활하게 밖으로 내보내는 기능이 있다. 그러나 피부생리에 이상이 생기면, 지방막이 얇게 되거나 알칼리화 되면 피부의 저항성은 저하되고 거꾸로 피부 표면에 부착된 유해물을 마구 끌어들이고 만다. 피부로 인한 장애의 발생은 경시할 수 없는 중요한 일임은 틀림없다.

1) 피부질환의 종류

진행성 지장 각피증

　진행성 지장 각피증은 체질과 중성세제의 독이 상승작용을 일으켜 일어나는 피부질환이다. 가정주부에 많기 때문에 주부 습진이라고도 한다. 혈류가 나쁘거나 피부가 거칠기 쉬운 체질의 사람이 중성세제를 쓰면, 분비가 부족하기 쉬운 피부 지방이

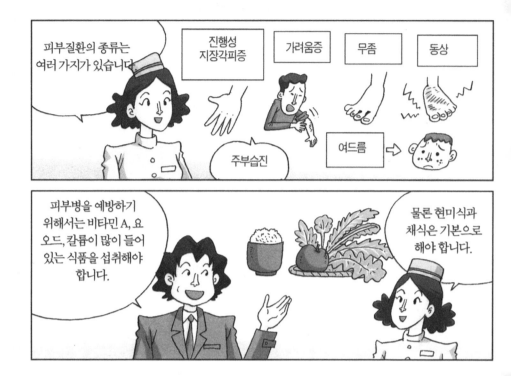

씻겨나가 각질을 드러나게 한다. 사람에 따라 증세는 일정하지 않지만 손이 꺼칠꺼칠하게 되어 살이 트거나 흰 점들이 생겨 살갗이 벗겨지거나 한다. 이것들은 손가락 끝에서 생기기 시작하여 차례로 손바닥 쪽으로 퍼져간다.

 합성세제는 원래 기름기를 잘 씻어내도록 만든 것이므로 사람의 피부를 덮고 있는 지방 막도 씻어내는 것이 오히려 당연할 수 있다. 세제 성분은 피부에 흡수되어 혈액 속에 들어간다. 곧 혈액독이 되어 간장기능에 영향을 미치고 이번에는 내부에서 피부를 약화시키는 요소가 된다.

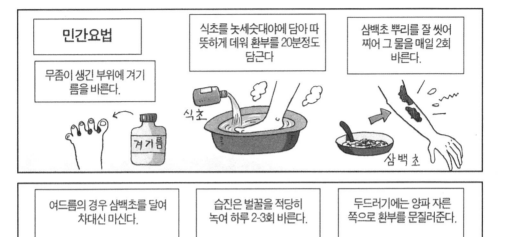

민간요법

무좀이 생긴 부위에 겨기름을 바른다.

식초를 놋세숫대야에 담아 따뜻하게 데워 환부를 20분정도 담근다

식초

삼백초 뿌리를 잘 씻어 찌어 그 물을 매일 2회 바른다.

삼백초

여드름의 경우 삼백초를 달여 차대신 마신다.

습진은 벌꿀을 적당히 녹여 하루 2-3회 바른다.

꿀

두드러기에는 양파 자른 쪽으로 환부를 문질러준다.

일단 피부장애가 일어나면 세제의 사용을 중단해도 그 밖의 여러 가지 자극을 받기 쉬운 상태가 되어있기 때문에, 그것만으로 병세의 호전을 보기 어려운 경우가 많다. 세제를 사용할 때는 고무장갑을 끼되, 면장갑을 끼고 그 위에 껴야한다. 피부병을 방지하기 위해 이런 주의는 꼭 필요하다. 그 이상 중요한 것은 피부장애를 일으키기 어려운 체질로 근본적인 개선을 하는 것이다.

가려움증

가려움증은 주로 피부가 노화했을 경우 병적 물질이 혈액에 운반되어 피부조직에 작용할 경우에 일어난다. 노화현상의 경우 피부는 얇게 되고 땀선이나 피지선의 분비가 적게 되어 꺼칠꺼칠하게 된다. 겨울철은 공기가 건조하기 때문에 이 경향이 조장된다. 이런 피부에 옷의 마찰이 더해지면 가려움증이 일어나기 쉽게 된다.

병적 물질이 작용하는 가장 좋은 예는 알레르기성 질환의 경우다. 알레르기 반응에 따라 생긴 알레르기독이 피부조직에 작용하는 것이다. 그 밖에 내장의 병에 의해서도 가려움증이 일어나는 예는 적지 않다. 예를 들면 당뇨병을 들 수 있는 데 혈액 중에 이상적으로 많아진 당분이 피부의 감각기를 자극하기 때문이다. 중년의 여성의 경우 아랫배에서 음부에 이르기 까지 심한 가려움증에 걸리는 것은 대개 당뇨병이 원인이다. 마찬가지로, 신장염에서는 피 속의 요소가 통풍에서는 요산, 황달에서는 비릴핀이 각기 가려움증을 일으킨다. 또 암도 심한 가려움증을 일으키기 쉽다.

이 밖에 코피나 알코올 등 자극물의 리파핀 섭취나 정신적 흥분이 원인이 되는 수도 있다.

일반적으로는 항히스타민제나 항셀호토닌제가 쓰이고 있다. 그러나 이것들은 쓴다고 해서 반드시 모든 가려움증을 가시게 할 수는 없다. 더구나 가려움증을 일으키는 근본원인을 제거하는 것도 아니다. 원인이 되고 있는 병을 고칠 것, 피부의 노화를 막음으로써, 피부의 생리, 감수성을 정상화시키지 않으면 안 된다.

동상

차가운 곳에 급격히 노출된 피부는 동상에 걸리게 되며 붉은 자색으로 부어오르고, 따뜻하게 하면 따갑게 가려워, 견디기 어려운 느낌을 주는 피부 질환으로 변질한다. 일반적으로 추위가 작용해서 일어나지만 아무리 온도가 내려가도 걸리기 쉬운 체질이 아니면 걸리지 않는다.

동상에 잘 걸리는 사람은 자율신경 기능이 약한 사람으로 자율신경 기능이 약하면 추위에 대한 혈관의 반응이 둔하게 되고 특히 말초의 정맥혈관의 수축작용이 쇠퇴하여 마침내 마비되고 만다. 그 결과 정맥 안에 혈액이 울체하여 부어오른다. 이와 같은 혈관의 반응에는 호르몬도 관계하고 있다. 동상에 걸리기 쉬운 사람은 호르몬 분비의 균형도 나쁘게 되고 있다.

동상이 잘 절리기 쉬운 조건은 어느 정도의 습도가 있고 기온이 5도에서 10도까지의 사이일 때다. 동상에 걸리기 쉬운 사람이 이온도에 오랜 동안 피부를 노출시키면 간단히 동상에 걸린다. 동상이 심하게 되면 물집이 생기고 그것이 터져서 진물이 흐르고 궤양 비슷하게 된다. 또 손발에 붉은 점이 생기기만 하는 수도 있다.

환부의 마사지는 혈액순환을 좋게 하기 때문에 유효하다. 온수, 냉수 병용법도 상당히 효과적이다. 30~37도의 더운 물에 약 3분 환부를 담근다. 이후 찬물에 1분씩 담그고 이것을 날마다 15~30분 동안 되풀이해 한다. 그 뒤 잘 수분을 닦아내고 콜드크림을 발라둔다. 또한 동상이 생기기 쉬운 부분은 늘 건조한 상태를 유지하도록 하는 것이 좋다.

여드름

여드름은 피부 지방의 작용이 활발하게 되어 지방의 털구멍에 막힌 것을 면포라고 한다. 이 면포의 둘레에 화농균이 들어간 것이 여드름이다. 여드름은 젊은이 또는 봄에 돋는 것이 흔한 일이다. 신진대사가 왕성하게 되면 피부지방의 분비도 왕성하게 되기 때문이다. 그러나 여드름도 너무 많이 나오는 것은 정상이 아니다. 피부의 생리기능이 균형을 잃고 있기 때문이다.

여드름 전용의 크림도 여러 종류 팔리고 있고 또 여드름의 치료에 비타민제도 쓰고 있지만 거의 이렇다 할 효과가 없다. 생리기능의 왕성이 배경이 되어 일어나는 현상이므로 고식적인 대증요법만으로는 잘 나을 수 없는 것이다. 생리기능 그 자체를 바꾸는 것 말고는 근본적으로 고치는 방법이 없다. 현미 및 채식으로 장을 깨끗이 하는 것이 선결문제다. 고기나 계란, 백미, 흰 설탕을 많이 먹으면 변비나 장안의 이상발효가 생긴다.

그래서 지방대사에 고장이 생기면, 여드름이 나기 쉽다. 기분을 낙천적으로 갖는 것도 매우 중요한 조건이다. 정신적 스트레스는 부신피질에서 남성 호르몬 분비를 촉지 하여 여드름을 생기기 쉽게 할 수 있어 문제가 발생한다.

무좀

무좀은 백선균이라는 일종의 곰팡이에 의해 발생한다. 습하기 쉬운 발가락과 발가락 사이에 생기기 쉬운 데 작은 물집이 잡히거나 살이 엷게 벗겨지거나 희게 물에 불은 것처럼 증세가 나타난다.

무좀은 크게 세 가지로 형태로 분류된다. 주로 발바닥에 생기고 겨울에는 나은 것처럼 보이는 수포형과 살이 벗겨지며 가장 흔한 질환인 지환형, 살에 금이 가서 터지고 발톱이 상하는 각화형으로 세 가지다.

이러한 세 가지 형태의 분류에 여러 증상이 혼합되어 복잡한 양상을 띠게 된다. 예를 들면 수포가 터지거나 헌 곳에 세균이 감염되어 곪거나 부어서 아프다. 염증이 일어난 곳에 무좀약을 바르거나 하면 그 자극으로 헐게 된다. 또 무좀의 균이 내는 독소로 알레르기를 일으키고 새로 발진이 생긴다.

무좀을 완치하기 위해서 가장 중요한 점은 균이 살기 힘든 상태를 만드는 것이다. 발 사이를 청결하게 하고 마른 상태로 유지하는 것에 중점을 둔다.

2) 피부병을 예방하기 위한 자연식 식단

일반적으로 비타민 A, 요오드, 칼륨이 많이 들어있는 식품은 살갗이 건조하고 거칠며, 가렵게 되는 것을 방지한다. 나트륨이 다량 들어있는 식품은 부스럼을 고치는 효과가 있다. 칼슘, 규소가 많이 들어있는 식품은 헌 데나 궤양을 고치는 작용이 있다. 현미 및 채식을 실천하고, 다음과 같은 민간요법을 아울러 행하면 더 빨리 근치된다.

첫째, 무좀이 발생한 부위에 겨기름을 바르도록 한다.

둘째, 식초를 놋세숫대야에 담아 따뜻하게 데워 환부를 약 20분 담근다.

셋째, 삼백초 뿌리를 다섯 개, 잘 씻어 찧고 그 즙을 탈지면에 묻혀 날마다 잊지 않고 조석으로 바르면 탁효가 있다.

넷, 여드름의 경우 삼백초를 달여 차 대신 마신다. 삼백초의 날 잎을 찧어서 짠 즙을 담아두고 세수를 한 뒤 비벼 바르면 탁효가 있다.

얼굴이 가려운 경우는 건성의 머리 비듬이 많은 사람은 뽕나무 뿌리 15g을 두 컵의 물로 달여 그 즙을 머리에 잘 비벼 문지르고 몇 시간 뒤에 머리를 감는다. 습성의 비듬이 많은 사람은 짙은 홍차로 머리를 잘 씻고 그대로 말리는 것이 좋다.

습진은 벌꿀을 에 적당히 녹여 하루 2~3회 환부에 바르는 것이 좋으며 두드러기의 경우, 식중독이나 위장장해로 일어나는 두드러기에는 양파를 칼로 자르고 자른 쪽으로 환부를 천천히 문질러 예방할 수 있다.

위장장애와 간장 장애를 자연식 요법으로 치료하기

불규칙한 식생활과 스트레스에 둘러싸인 현대인들에게 위장장애와 간장장애의 발병이 높아지고 있다. 이 병은 변비, 당뇨병, 신경통, 류머티즘, 기타 여러 가지 병의 배경을 이룬다. 특히 암의 경우는 그 종류여하를 막론하고 이 위장장애와 간장장애가 앞서 일어난다. 이를 바꿔 말하면 위와 간장 장애가 있는 사람은 조만간 딴 병으로 발전할 가능성이 짙다고 할 수 있으며 그 점으로 보아도 위장장애나 간장 장애는 한시라도 빨리 근치시켜야 할 필요가 있는 것이다.

현대의 의료에서 아무 이상이 없는 경우로 진단이 내려진 경우에도 위장과 간장의 활동이 쇠퇴해진 경우가 있다. 이에 따라 자연식 건강법을 평소 생활화 하여 예방하는 것이 가장 필수적 과제라 할 수 있다.

위장은 우리 몸 안에서 가장 원시적인 기관이다. 동물성의 세계를 두루 살펴보더라도 머리가 없는 것, 손발이 없는 것은 드물지 않지만, 소화기관이 없는 동물은 찾아 볼 수 없다. 어떤 동물도 자기 몸의 세포와 영양을 흡수하기 위한 소화관 및 이 양자 사이를 왕래하는 유주세포의 셋을 구비하고 있다. 몸을 구성하는 세포, 곧 체세포가 없으면 몸의 형태를 유지할 수 없다. 동물은 음식을 취하지 않으면 살 수 없으니까 소화관은 절대 없어서 안 될 것이다. 더욱이 체세포의 하나하나는 살아있

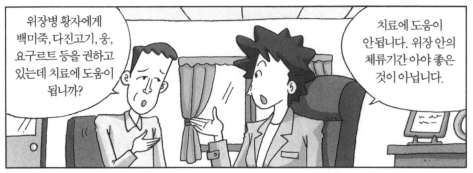

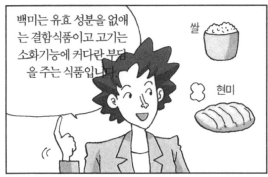

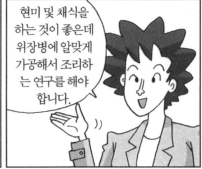

어 장에서 흡수한 영양물을 보내주는 것이 없으면 안 되는 것이다.

우리들 몸의 기본적인 구성도 예외는 아니다. 위장기능과 체세포의 작용은 혈구를 매개로 하여 강한 유대로 맺어지고 있다. 생리적 활성에 넘치는 체세포를 만들려면 강인한 소화기관이 있어야 한다. 곧 머리를 잘 쓰는데도 몸을 튼튼히 하는 데도 위장이 건전해야 하는 것이다.

위장의 가장 근본적인 활동 소화는 단지 소화관 안에서 탄수화물이나 단백질, 지방질이 화학적으로 분해하는 것이 아니다.

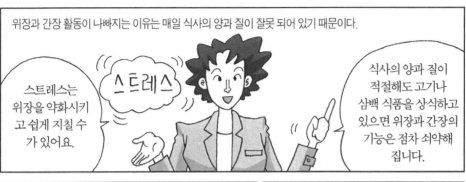

위장과 간장 활동이 나빠지는 이유는 매일 식사의 양과 질이 잘못 되어 있기 때문이다.

스트레스는 위장을 약화시키고 쉽게 지칠 수가 있어요.

스트레스

식사의 양과 질이 적절해도 고기나 삼백 식품을 상식하고 있으면 위장과 간장의 기능은 점차 쇠약해집니다.

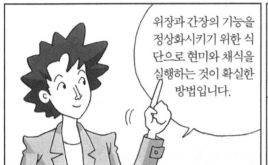

위장과 간장의 기능을 정상화시키기 위한 식단으로 현미와 채식을 실행하는 것이 확실한 방법입니다.

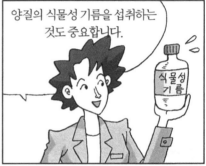

양질의 식물성 기름을 섭취하는 것도 중요합니다.

식물성 기름

소화 작용의 본질은 '물질의 질적인 전환과 발전' 이다. 음식은 이른바 소화 작용을 거침으로써 더욱 차원이 높은 생명물질로 바뀌어 간다. 곧 무기물질에서 유기물질로, 유기물질에서 단백질로 전환을 하고, 또한 단백질은 생명활동을 영위하는 생명물질로 발전해 간다. 이와 같은 활동이 구비됨으로써 우리들은 물질인 음식을 취하면서 생명활동을 영위할 수 있다. 쌀이나 채소를 먹으면서 우리는 인간으로서 살아가는 것이다.

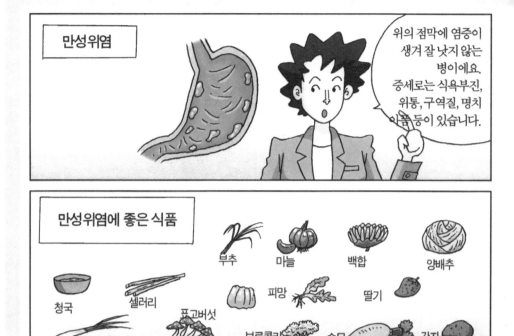

만성위염

위의 점막에 염증이 생겨 잘 낫지 않는 병이에요. 증세로는 식욕부진, 위통, 구역질, 명치 아픔 등이 있습니다.

만성위염에 좋은 식품

부추 마늘 백합 양배추
청국 셀러리 피망 딸기
파 표고버섯 브로콜리 순무 감자

1) 위장 장애의 종류

만성위염

　만성위염이란 위의 점막에 염증이 일어 여간해서 낫지 않는 병이다. 많은 경우 식욕부진, 식사와 관련이 있는 위통, 구역질, 위의 늘어남, 명치 아픔, 트림 등의 증세가 있다. 일반적으로 만성위염은 조직적인 관점에서, 다음의 세 유형으로 나뉜다.
　첫째, 막의 표층이 허는 표층위염

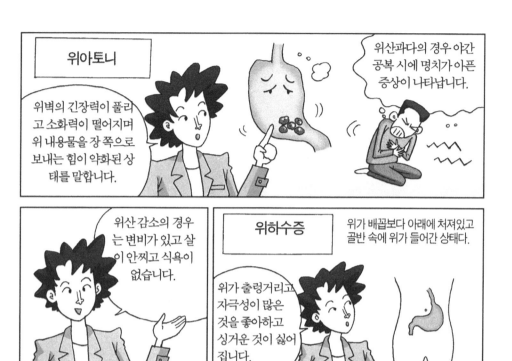

둘째, 점막이 두터워지는 부후성위염

셋째, 점막이 오그라드는 위축성 위염

첫째는 허는 부위가 점막 고유층만의 것, 점막 밑 조직에 까지 미치고 있는 것 등의 차이는 있지만 위벽의 표면이 거친 상태가 되고 있다. 위의 활동은 오히려 항진하고 있다. 두 번째는 위액을 분비하는 세포가 증식하여, 점막이 두터워진 것, 위산의 분비가 많아지기 때문에 증상은 위산과다증과 흡사하다. 사실 병이 진행되면 위산과다 그리고 위궤양이 되기 쉽다. 셋째는 위액을 분비하는 세포가 오그라들어 위 점막이 얇게 되고 위액의 분비가 이상하게 감소한다. 진행하면 위산감소증이 위암으로 발전하기 쉽다. 전체적으로 이는 위산의 분비와 점막의 저항성의 균형이 무너짐으로써 일어난다.

위산의 분비로 인한 과산형과 저산형

위산의 분비상태로 말하면 표층성과 비후성은 과산형, 위축성은 저산형이다. 과산이 되는 것은 세포기능이 이상히 높아졌을 때 일어나는 현상이고, 저산은 거꾸로 기능의 이상저하다. 결론적으로 위가 노화하면 저산이 되기 쉽다. 나이가 들어감에 따라 저산이 되기 쉬운 것도 이 때문이다. 만일 젊은 사람이 저산상태가 되어 있으면 위만이 노화되었다고 할 수 없다. 그러나 보통 과산 상태 쪽이 장애와 그에 따르는 고통이 크다. 병상의 진행이 그만큼 급격하게 되기 쉽다. 그리고 분비세포가 피로하면 일시에 저산으로 이행하는 일도 일어난다.

식생활을 정상화하여 위의 점막의 생리를 정상적으로 만드는 것이 더욱 중요하다. 식품을 바르게 하면 장도 정돈되고, 위를 기르는 혈관에도 깨끗한 피가 흐른다. 위액의 분비상태를 정상화시킴과 동시에 저항성은 높아지고 염증도 일어나기 어렵게 된다. 이와 함께 위장의 점막을 약하게 하고 혈액을 흐리게 하는 조건을 되도록 제거하는 것도 중요하다. 과식 자극이 강한 식품, 정신적 스트레스를 해소 시키는 것 또한 병행되어야 한다.

저산형에는 위산의 작용을 돕는 것을 보충시켜 준다. 소화촉진 효과가 있는 식품을 취하여 식욕을 증진시킨다. 기름 튀김 등 유지를 많이 포함한 요리는 위의 부담을 크게 하기 때문에 피하는 것이 좋다. 과산형은 염증을 고치는 효과가 있는 식품을 들도록 한다. 소화기능이 저하되고 있으므로 위장에 큰 부담을 주는 동물성 단백질 식품은 섭취를 중지한다. 위 점막 및 자율신경을 자극하고 위액의 분비를 촉진시키므로 질긴 섬유가 든 식품도 피한다. 또 소화하기 어려운 문어, 오징어, 조개류는 들지 않도록 한다. 자극이 강한 향신료도 좋지 않다. 식사 횟수를 많이 해도 좋으니까 일회분의 양을 되도록 적게 하는 것이 좋다.

위 아토니

위 아토니는 위벽의 긴장력이 풀리고 소화력이 떨어지며 위 내용물을 장 쪽으로 보내는 힘도 약화된 상태, 위하수의 사람이 걸리기 쉽다. 위의 활동이 약하므로 먹는 것이 오래도록 위속에 남아있다. 이로 인해 여러 가지 불쾌한 증상이 일어난다.
위액의 상태가 위산과다증 기미가 되어 있기 때문에 일어나는 것과 위산과소 기미가 있어 일어나는 것과 두 형이 있고 각기 증상의 나타남이 다르다. 위산과다의 경우는 명치가 아픈 것은 특히 야간 또는 공복 시에 나타나고 가슴 쓰림을 호소한다. 일반적으로 음식물의 호악이 심해지고 자극이 심한 것을 먹고 싶어 하고 짜증을 잘 낸다. 주원인은 자율신경의 실조다.

위산감소의 경우, 명치의 아픔 또는 변비 등이 있고 살이 안찌고 식욕도 없다. 저혈압으로 수족이 차고 겉보기에도 허약하며 신경질적인 타입이다.

위하수증

건강한 사람은 보통 위의 굽은 아래쪽이 배꼽위에 걸쳐 있다. 그것이 배꼽보다 아래에 처진 것이 위하수로 골반 속에 위가 들어간 상태가 되어 있다. 위의 근육의 긴장이 약화되어 일어난 병이다. 대부분의 경우, 위아토니를 합병하고 있다. 또 장이나 신장 등 딴 장기의 하수를 동시에 일으키고 있는 경우가 많다.

처음에는 어쩐지 위의 상태가 이상해졌다는 의식에서부터 시작되어 변비가 되기 쉽고, 좀 지나면 식후 1시간쯤 만복감, 압박감이 일어나게 된다. 목에 무엇이 걸린 듯한 느낌이 나고 위가 있는 부위에서 출렁출렁 소리가 난다. 잠을 못 이루고 어깨가 결리고 시력도 떨어지며 짜증이 나기 쉽다. 자극성이 많은 것을 원하고 싱거운 것이 싫어진다.

대개 마른 체결이고 신경질이지만 위하수를 근치하면 저절로 체형도 표준이 되고, 낙천적으로 된다. 영양성분의 결핍이 많은 질환이므로 그것을 보급하지 않으면 안 되지만, 소화 능력이 저하되어 있으니까 급격히 보급해선 안 된다. 식사량도 식사를 한 뒤 위가 아프거나 위에 음식이 오래 남지 않을 정도로 취하는 것이 필요하다. 향신료는 위액의 분비를 좋게 하는 효과가 있으므로 적당량일 경우 무리하게 금하지 않아도 좋다. 알코올 음료, 홍차등도 소량이면 들어도 좋다.

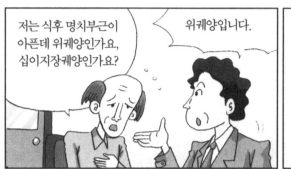
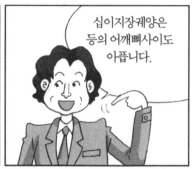
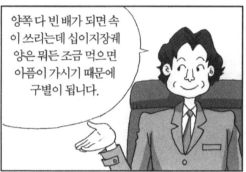
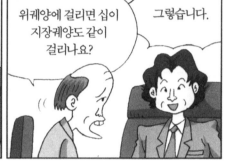

위궤양, 십이지장궤양

　궤양이란 점막이 헐어서 문드러진 상태다. 십이지장에 궤양이
생기는 것은 위액중의 염산이나 펩신 등 소화효소의 작용에 의
한 것이다. 건강한 위장의 내면은 점막으로 보호되어 있다. 그
러나 점막에 보내오는 영양성분이 부적당하거나 혈액순환이
장해를 받으면 점막의 저항성이 극도로 저하되거나 위산의 분
비가 이상 항진한다. 그 결과 자기 몸이 분비하는 위액에 의하
여 자기 위벽이 손상되어버린 것이다. 위궤양에 걸리면 반드시

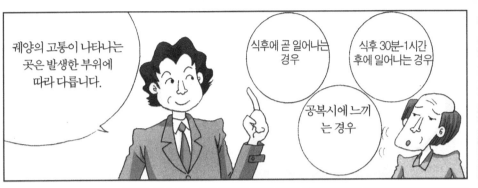

궤양의 고통이 나타나는 곳은 발생한 부위에 따라 다릅니다.

식후에 곧 일어나는 경우

식후 30분~1시간 후에 일어나는 경우

공복시에 느끼는 경우

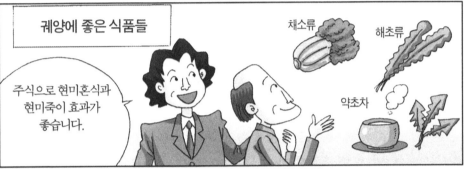

궤양에 좋은 식품들

주식으로 현미혼식과 현미죽이 효과가 좋습니다.

채소류

해초류

약초차

십이지장궤양도 따라 걸린다.

궤양의 주요증세는 식사와 관계된 고통이다. 대개는 압박되는 듯 한 찌르는 듯 한 경련과 같은 고통이 일어난다. 그 고통이 나타나는 곳은 궤양이 발생한 부위에 따라 다르다. 식후 곧 일어나는 경우, 식후 30분~1시간에 느끼는 경우, 공복 시에 느끼는 경우 등이 있다. 또 위궤양과 십이지장궤양이라도 아픈 방식이 얼마간 다르다. 위궤양은 명치 부근이 아픈데 대해서 십이지장궤양은, 그밖에 등의 어깨뼈사이도 아프다. 어느 쪽이나 빈 배가 되면 쓰리기 시작하는데 십이지장궤양의 경우는 뭐든 조금 먹으면 아픔이 가시기 때문에 구별할 수 있다.

이 밖에 흔한 증세는 자주 트림이 나고 명치가 아프다. 구토나 변비도 생기기 쉽다. 궤양에 의해서 그곳에 와 있는 혈관이 침범되면 그곳이 출혈하기 때문에 토혈이나 하혈을 일으킨다. 병변이 위주머니의 바깥벽 장막에 이르면 천공이 되기도 한다. 천공이 생기면 그 순간 상복부에 맹렬한 격통이 일어나고 복부는 판자같이 딴딴하게 굳어지고 맥도 빨라지고 가늘게 되며 호흡이 고르지 못하게 된다.

위 점막의 저항성을 약화시키고 위액의 분비 이상을 초래하는 직접적 원인은 자율신경의 실조와 내분비기능에 관계하고 있다. 자율신경이나 내분비기능의 실조를 초래하는 동물성 단백질식품 및 정백식품의 과식, 그리고 정신적 스트레스다. 동물성 단백질 식품, 정백식품의 과식은 미네랄이나 비타민, 효소 등의 현저한 결핍상태를 일으켜 혈액의 상태를 혼란시킨다. 이로 인하여 신경세포나 선세포의 활동은 크게 장해를 받는다. 또 과잉한 스트레스는 부신피질호르몬의 분비를 이상 항진시킨다. 이 호르몬이 자율신경에 작용하여 위액의 분비를 비정상으로 많게 하는 것이다.

2) 위장장애 식사요법의 주의점

식사는 원칙적으로 되도록 위장에 부담을 주지 말아야 한다. 일반적으로는 위장병 환자의 식사는 백미 죽, 다진 고기, 우유, 요구르트 등을 권하고 있으나 이들은 결코 치료에 도움을 주지 못한다. 위장 안의 체류시간이 짧아야 좋은 것이 아니라 동물성 단백질 식품으로 체력을 강화시킨다는 것이 중요하다.

백미는 위장 안에서의 체류시간은 짧지만 유효성분을 없애는 결함식품이다. 동물성 단백질 식품은 아무리 가늘게 썰어 다져도 소화기능에 커다란 부담을 주는 식품이다. 현미 및 채식을 하는 것이 위장의 장애를 고치고 체력을 강화시키는 유일한 방법이지만 위장병에 알맞게 가공해서 조리하는 연구를 해야 한다. 예를 들면 콩을 찌기보다 청국이나 콩가루 쪽이 좋고 생야채보다 푹 찐 것과 야채 주스를 먹는 것이 효과적이다. 또 찬 음식은 적당치 않다는 것 등이 그것이다. 또한 위장병은 보통 식욕감퇴에 빠지기 쉬우므로 식단에 좋아하는 빛이나 색체 감을 곁들이도록 신경을 쓰는 것도 중요하다.

동물성 단백질의 양 조절
위장과 간장 활동이 나빠지는 이유는 매일 식사의 양과 질이 잘못되어 있기 때문이다. 현대인과 스트레스는 위장을 약화시키고 쉽게 긴장하게 하여 지칠 수 있다.

일식을 얼마만큼 취하는 게 좋은가는 사람에 따라 다르다. 일의 능률, 기분, 머리의 활동, 몸의 상태 등을 두루 참작하여 자기에게 어느 정도의 양이 적절한 가를 스스로 결정하는 것이 필요하다. 다음에는 음식의 질의 문제, 식사의 양만 적절하면 되느냐 하면 그렇지 않다. 음식의 질이 나빠도 역시 위장장애, 간장 장애가 일어난다. 곧 동물성 단백질 식품이나 정백식품, 화학조미료 등의 부자연 식품을 상식하고 있으면 위장이나 간장의 기능은 점차 쇠약해 진다. 특히 이와 같이 질이 나쁜 음식을 계속 취하면 체질은 심히 악화되고 그만큼 심각한 위장장애나 간장 장애를 일으키는 원인으로 작용 할 수 있다.

현미의 중요성과 백미의 기능상실

위장 및 간장의 기능을 정상화시키기 위한 식단으로 현미 및 채식을 실행하는 것이 가장 이상적이다. 건강법이 붐을 이루는 요즘 건위식 및 강간식에 관해 여러 가지로 말하고 있다. 가장 중요한 것은 현미 및 채식 이상으로 확실한 효과를 볼 수 있는 것이 없다.

이와 더불어 양질의 식물기름을 적극 취하는 것이 중요하다. 기계적인 착유법으로 얻어진 식물기름에는 리놀산, 리놀레인산, 올레인산 등의 유효성분이 생리기능에 유효하게 작용하는 활성의 상태로 다량 포함되고 있다. 이는 위장장애, 간장 장애에 대해 현저한 약효를 나타낸다. 예를 들면 자율신경을 안정시켜 위장 활동을 정상화시키거나 간장의 지방 대사를 정상화시키는 등 작용이다. 일반적으로 간장 장애에는 기름의 섭취가 좋지 않다고 말하지만 꼭 그런 것은 아니다. 양질의 식물기름이면 우수한 기능회복 효과가 있으므로 꼭 섭취해야 한다.

현재 현대인의 체질은 극도로 나빠지고 있다. 사고력, 판단력은 떨어지고 자기중심적이며 스태미너가 없고, 여러 가지 병에 걸리기 쉽다. 그 원인의 첫째로 꼽는 것이 위장기능의 상실이다. 실제로 현대인의 거의 모두가 많건 적건 위장장애로 고생하고 있다.

위장기능의 상실을 초래하는 최대의 요소는 백미, 육식이다. 백미, 육식을 계속하면 장내세균의 생태가 현저하게 혼란되고 병적세균이 이례적으로 번식하여 여러 가지 독소가 생긴다. 특히 원래 육식동물이 아닌 우리 위장으로는 고기를 충분히 처리할 수 없다. 위장에 커다란 부담을 주고 각종 유해한 중간산물을 발생시킨다.

또한 위 점막도 악화되어 장내의 독소는 물론 세균까지도 척척 통화시켜 버리니까 혈액은 산독화하기 알맞다. 필요한 영양성분이 충분히 흡수되지 않는데다 유해물질까지 들어오므로 혈액의 질은 매우 나빠질 수밖에 없다. 이와 같이 혈액이 온몸을 돌아 체세포에 스며들면 체세포의 질이나 활동은 필연적으로 이상하게 되는 것이다. 기타 위장장애가 생기면 변비나 불면, 자율신경의 실조 등이 일어난다. 이들 생리기능장애가 복잡하게 얽히고 얽혀 체질, 체조를 뿌리에서 갉아먹는 것이다.

각 장애와 식단조절

① 만성위염의 식단

비타민 B_1이 많이 들어 있는 식품은 위 및 장내환경을 좋게 하고 전신의 생리기능의 균형을 잡음으로써 위의 활동도 건전하게 한다. 칼륨, 망간, 유황 등이 들어있는 식품은 위장장애에 따라 일어나는 갖가지 증세를 다스려준다. 효모나 효소가 풍부하게 들어 있는 식품은 위장을 튼튼하게 하고 기능을 높인다.

주식으로 현미밥은 현미8, 팥1, 검정콩1의 비율로 짓는다. 부식은 강판에 간 무즙, 위액을 정상으로 분비하게 하고 헐어있는 위벽을 고친다. 시금치, 소송채, 미나리 등의 청채를 통해 엽록소 비타민A, C 등이 염증을 가라앉히면서 점막의 저항성을 높인다. 토마토 및 오이, 노폐물의 분해처리를 원활하게 하여 혈액의 산독화를 막고 위 점막의 기능을 정상적으로 되게 한다. 마, 연뿌리, 당근 소화기능을 왕성하게 함과 동시에 몸을 따뜻하게 하고 기초 체력을 증강시키고 체세포의 저항성을 높인다.

② 위아토니, 위하수의 식단

칼륨, 망간이 많이 들어 있는 식품은 위장의 긴장성을 높여 기능의 정상화를 도모한다. 비타민 B_2, D, 나트륨, 칼슘이 많이 들어 있는 식품은 위장기능을 건전하게 한다. 비타민A, B가 많이 들어있는 식품은 물질대사를 왕성하게 하고, 식욕을 증진시킨다. 수분의 섭취를 극도로 억제하여 몸 전체의 조직을 튼튼하게 하는 노력도 중요하다. 주식으로 현미밥을 먹도록 하며 현미8, 팥1, 들깨1의 비율로 짓도록 한다. 부식으로 참마, 백합뿌리로 위장에 지나친 부담을 주지 않고 체력을 붙이고, 체세포에 활력을 준다. 된장국, 청국장 및 효모가 장안에 건전한 미생물을 번식시키고 혈액의 활성도를 높이며 세포의 탄력성을 좋게 한다.

연뿌리, 당근=비타민A, C, 칼슘이 많고 위의 근육을 튼튼하게 한다. 무를 강판에 갈아 무즙, 위액분비를 정상이 되게 한다. 특히 바지락 중 비타민 A, B류, 칼슘, 철 등이 풍부하게 들어있고 혈액상태를 정상화시키고 세포기능을 부활시켜 내장하수를 고치고 기능을 건전하게 한다. 미역, 녹미채, 마른김등의 해초류 및 혈액을 알칼리성화하고 위를 튼튼하게 한다.

자연식 건강법으로 위궤양을 치유한 사람

매년 집단 X레이를 찍어 오던 공무원의 케이스다. 정밀검사에서 초기 위궤양으로 진단되어 통원 치료하여 일단 치료 되었다. 그러나 그 뒤에도 위의 상태가 나빴으므로 통원하면서 해마다의 검사에는 솔선해서 참가했다. 1년 뒤 정밀검사를 받고 병원에 입원, 검사의 결과 위궤양으로 진단되어 곧 잘라내는 것이 좋겠다는 의사의 판단 아래 수술을 받았다. 3개월의 입원 생활을 경험하고 퇴원 했을 때 몸은 어느 정도 회복 되되었지만 우연히 읽은 자연식단에 대한 책을 통하여 식생활에 의문을 가지게 되었다. 생선회나 우유, 돼지고기, 버터, 치즈 등을 영양식이라고 생각한 오류인 것이다.

이후 주식은 현미 한 숟갈에 50회씩 씹에 위에 보내며, 미역, 녹미채를 넣은 된장국, 부식은 데쳐서 깨 기름을 묻힌 푸른 채소, 야초, 뿌리채소류를 간장에 조린 것, 생선류의 전체식, 강화식품으로서 그린하이칼, 헤리크로겐, 봉양효소, 시지면, 달이는 약으로 삼백초, 쑥, 감초 또는 엄금하지 않으면 안 된 것은 고기, 우유, 계란 등의 동물성식품, 백미, 백설탕, 화학조미료 등의 삼백식품. 또, 계절의 야채, 야초를 충분히 넣어 지시받은 대로 자연식으로 바꾸었다.

다행히 집터가 넓어 1, 2, 3년 전에 심은 대숲에서 죽순, 두릅나무의 새싹, 머위의 줄기, 쇠뜨기, 쑥, 민들레, 미나리 등이 집

둘레의 들길이나 둑에 싹트는 족족 따서 부침개, 튀김을 해먹고 밭에는 토란, 무, 깨, 당근, 순무, 마늘, 옥수수, 양파, 콩, 팥, 구기자, 참마나 채소 등을 늘 심었습니다. 화학비료나 농약은 사용하지 않고, 해충은 식전에 잡았으며, 자연농법으로 재배하고 친척집에도 나누어 주었습니다. 또 쑥, 미나리, 토란 줄기, 무 썰어 말린 것은 건조시켜 보존 식으로 하고 매실도 집에서 만들어 김이나 깨소금과 함께 날마다 먹고 있다.

자연식으로 전환하고 나서는 5개월을 경계로 몸무게 및 폐활량 등이 조금씩 늘고 감기도 한 번 걸리지 않게 되었다. 자연식을 시작하고 나서 2년이 경과한 오늘 날 완쾌되어 행복한 나날을 지내고 있다.

③ 위궤양, 십이지장궤양의 식단

칼륨, 나트륨이 많이 들어 있는 식품은 십이지장궤양에 유효하다. 비타민C가 많이 들어있는 식품은 소화액의 분비를 정상으로 하고 위, 십이지장궤양을 방지한다. 주식으로 현미 혼식과 현미죽 또한 효과가 좋다. 양배추, 아스파라가스, 토마토는 항궤양인자인 비타민U가 풍부하게 들어 있어 탁효가 있다. 감자, 캘리플라는 칼륨이 많이 들어 있고 궤양에 유효하다.

당근, 양파, 오이, 순무잎는 칼슘이 많고 혈액을 알칼리성으로 만들며 궤양을 삭게 한다. 다시마, 김, 녹미채 등 해초류에는 비타민 B_{12} 요오드, 칼슘이 풍부하여 신진대사와, 손상된 조직의 수복에 효과가 크다. 표고버섯, 송이버섯 등의 버섯류의 지방을 분해 처리하고 위장 점막의 저항성을 높인다.

3) 간장 장애의 종류

 피로와 과로에 노출된 현대의 생활에 있어 건강에 대한 관심은 점점 더 초점화되고 있다. 횡경막의 바로 아래 즉 우측 상복부에 위치한 간장은 위장과 같이 운동을 하지는 않으나 중요한 역할을 맡고 있다. 그 역할은 다음과 같다.

 첫째, 담즙을 생성시킨다. 담즙은 지방의 소화흡수를 도움과 동시에 혈액성분의 대사를 행한다.

 둘째, 각종의 물질대사를 행하여 탄수화물, 지방, 단백질, 비타민 등 영양물 일체의 대사를 행하고 혈액성분의 정상화를 도모한다.

 셋째, 해독작용을 한다. 육식성, 유해물질, 화학물질, 니코틴 등 각종 유해물질을 복잡한 화학반응에 의하여 무독화 시키고 있다.

 넷째, 조절작용을 일으켜 혈청단백 및 핏속의 호르몬을 일정하게 유지하도록 조절하고 있다. 결국 간장은 물질대사의 정상화, 혈액 정상화라는 생명유지에 가장 중대한 활동에 주역을 하는 것이다. 그러나 현대인은 대부분이 크거나 작거나, 간장기능의 장애를 받고 있다. 현대인의 바이탈리티가 적고 스테미너가 약해지는 것은 우선 여기에 원인이 있다.

 기계문명의 발달에 의한 생활템포의 스피드 화나 땀을 흘리지

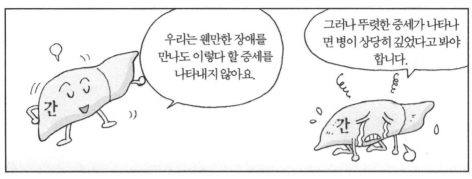

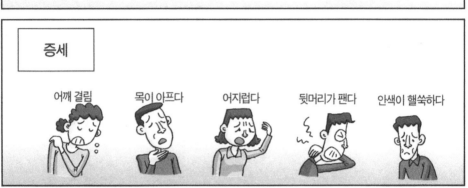

않는 생활, 나아가 정신적 스트레스의 증대 등은 어느 것이나 자율신경의 균형을 무너뜨리고 혈액순환의 장애를 일으켜 간 장을 약체 와시키는 조건이 된다. 그러나 무엇보다 큰 악조건 이 되고 있는 것은 백미, 육식의 과다한 섭취다. 미네랄, 비타 민 등의 미량유효성분의 결핍, 동물성 단백질의 과잉은 간장에 는 치명적이다. 간 실질인 간세포의 기능 그 자체를 혼란시키 기 때문이다. 백미, 육식의 치중은 간세포의 질을 약하게 하고 고장 나기 쉽게 한다. 이런 상태에 있는 간장에 독성이 강한 화 학물질이 들어오거나 간염 바이러스가 작용하면 순식간에 기

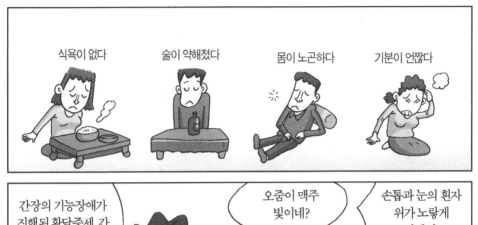

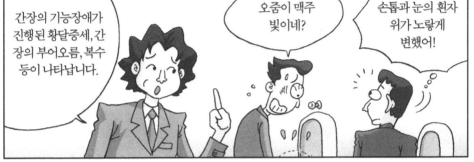

능장애에 빠지거나 발병에 이른다.

간장은 예비력이 크기 때문에 웬만한 장애를 만나도 이렇다 할 증세는 나타내지 않는다. 뚜렷한 증세가 나타나면 병이 꽤 깊었다고 보아야 한다. 그러므로 현대의 공해시대, 그것도 백미, 육식이 당연하게 된 시대에 있어서는 늘 간장기능의 정상화를 도모하기 위한 노력을 할 필요가 있다. 특히 현재 간장 장애가 있는 사람은 확실히 효과를 보는 방법으로 시급히 기능회복을 도모해야 한다.

간자의 큰 기능 자체가 매우 재생능력이 큰 장기라는 점을 명심해야 한다. 간장세포의 기능이 정상화하면 새로운 세포는 얼마든지 만들어낸다. 따라서 중증의 간장병이라도 절망할 필요는 없다. 급성 간염에서 만성으로 이행하고 간기능장애가 서서히 진행하여 만성간염이 된 것이 있다.

어느 것이나 백미, 육식의 다식 및 가공식품의 상식으로 장 기능이 장애를 받아 일어난다. 급격한 증세가 나타나지 않으므로 깨닫지 못하는 경우가 많다. 그러나 어깨가 결린다, 목이 아프다, 어지럽다, 뒷머리가 팬다, 안색이 핼쑥하다, 식욕이 없다. 토기가 있다. 갑자기 술이 약해졌다, 몸이 노곤하다, 기분이 언짢다 등의 증세가 나타나면 일단 간장 장애로 의심해 보는 것이 좋다.

간장의 기능장애가 진행된 황달증세, 간장의 부어오름, 복수 등을 볼 수 있게 된다. 간장기능이 저하되면 담즙색소의 일종인 비릴빈의 배출이 잘 안 된다. 그러므로 이 색소가 혈액 중에 늘어 오줌이 맥주 빛이 되거나 손톱이나 눈의 흰자위가 노랗게 변한다. 부은 것은 담즙성분이나 수분이 몸을 빠져나가지 않고 쌓여있기 때문이다. 그리고 간장에 보내어지는 혈액의 흐름이 장애를 받으면 혈장성분이 혈관 밖에 흘러내려 복수가 생기거나 피부가 벗겨지는 것이다.

간경변증

간장 장애가 만성이 되게 되면 간부 에 걸릴 수 있는 직전의 상태로 닿게 된다. 간부 전에 걸리면 간장기능은 극도로 약화되고 간장 이외의 각 장기기능도 유지할 수 없게 되어 거의 생명의 위협을 받는다. 간경변은 만성간염 등으로 간장세포가 파괴되어 세포가 만들어 지는 것을 되풀이하는 동안에 섬유조직이 증가하여 드디어 간장이 굳어져 버린 것이다. 이렇게 되면 간장내의 혈액순환은 현저하게 약화되어 간장기능은 더욱더 저하된다. 중증이 되면 간경변 특유의 증세인 복벽의 정맥이 솟아오르고 식도정맥류가 생긴다.

간장에는 복부의 각 장기로부터의 혈관이 문맥을 경유하여 흘러들게 하고 있다. 이 흐름이 나쁘게 되면 정맥혈이 별도의 루트를 통해 심장으로 돌아가게 된다. 이 새 루트는 정상보다 훨씬 대량의 혈액을 녹여 부풀어 오르는 것이다. 그와 마찬가지로 정맥혈이 식도에 정맥류를 만들기 쉽게 된다. 이 정맥류가 파열하여 큰 출혈을 일으키면 생명이 위험하게 된다. 그런 상태가 되기까지는 병은 서서히 진행되기 때문에 특유한 증세는 느낄 수 없다. 그러나 피곤하기가 쉽고 배가 부풀거나 식욕이 없는 등 때로는 황달증세도 나와 살이 빠지고 수척해 진다.

장홍반, 여성유방, 복수 등의 증세가 나타나면 상당히 병세가 진행된 것으렵 판단해도 좋다.

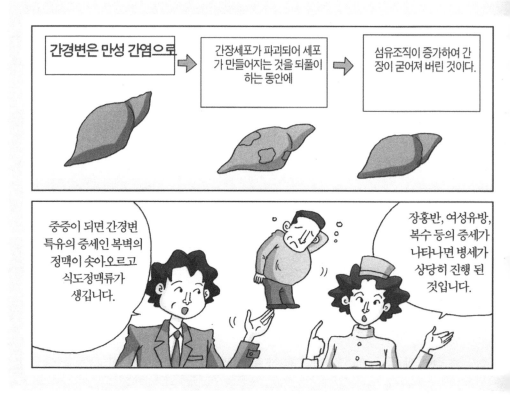

간경변은 간장기능장애가 상당히 진행된 것이지만 결코 못 고치는 병이 아니다. 만성간염의 식사요법을 한층 엄밀히 하여 간장을 기르는 혈액을 깨끗이 하고 간장을 혹사시키는 화학물질을 취하지 않도록 하는 것이 중요하다. 일반적으로는 영양부족과 술의 과음이 원인이라고 하여 고단백 고칼로리식이 권장되고 있다. 지나친 과음이 몸에 좋지 않은 것은 사실이지만 고단백, 고칼로리 식은 오히려 역효과를 가져온다.

간장병의 식사요법은 단백질, 지방을 제한하는 것이었다. 이것이 구미식으로 바뀌어져 그 제한이 완화되었다. 특히 최근에

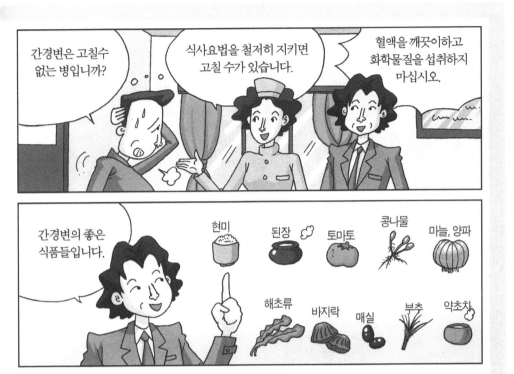

는 고단백 식을 취하도록 되어 있다. 간세포나 혈액성분을 더 분석적, 더 근시안적으로 보게 되고 단백질이나 아미노산의 존재에 더욱더 관심을 집중하는 결과가 되고 만 것이다. 고단백식, 특히 고기, 계란, 우유를 지나치게 취하면 혈액을 산독화시키고 간장에 무거운 부담을 주어 과로하게 한다. 간장 장애를 고치려면 간장의 피로를 제거하는 것에서 부터 시작해야한다. 그러므로 백미, 육식을 즉각 현미, 채식으로 전환할 필요가 있다.

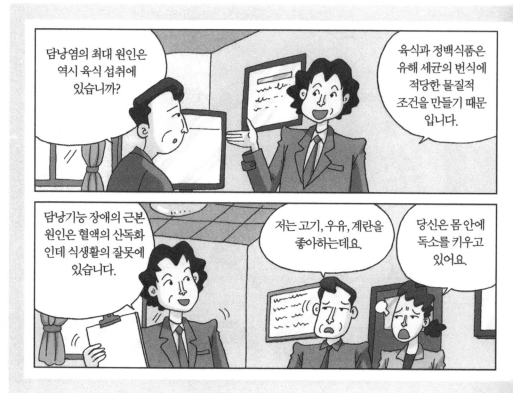

담낭염

　담낭은 간장 아래에 달려있는 계란크기의 주머니를 말한다. 간장에서 만들어진 담즙을 저장했다가 이를 필요에 따라 십이지장에 보내는 기관이다. 담낭에서 십이지장으로 담즙을 보내는 통로를 담관이라고 한다.

　담즙은 간 장중에서 하루 500~1000㎖이 만들어진다. 그것이 담낭에 저장되는 동안에 수분은 흡수되고 점액이 더해져서 약 8배로 농축된다. 담즙은 음식의 소화흡수를 돕는 작용을 한다. 십이지장에 음식이 들어가면 담낭은 수축하여 담즙을 짜낸다.

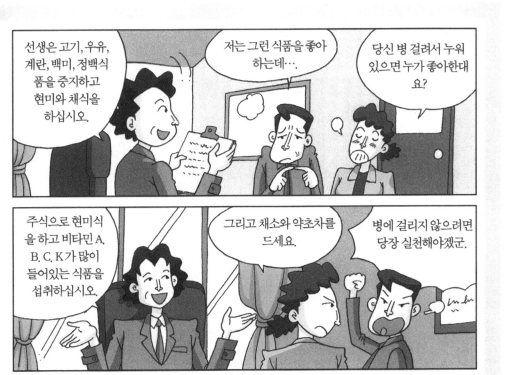

특히 음식에 지방분이 많이 들어 있으면, 담즙은 대량으로 방출된다. 담낭의 수축과 괄약근의 입구를 여닫는 작용을 제대로 못하면 담즙은 담낭 속에 괴어있어 여러 가지 담낭장애를 일으킨다.

 담낭 장애의 가장 흔한 질환은 담낭염과 담석증이다. 어느 쪽도 담낭에 기능장애가 생기고 담즙성분에 이상이 있는 데서 일어난다. 일반적으로는 담낭염은 세균의 감염에 의하여 일어나는 것으로 되어 있는 데 즉, 십이지장 상부에 산도가 약화되며 올라온 장의 세균이 소화관안의 문맥을 통해 담즙에 포함되고 마지막으로 담낭에 이른다. 임파관을 통해서 세균이 들어간다. 담낭에 영양을 공급하는 동맥혈을 통해서 세균이 들어간다 등이 열거되고 있다.

이들 세균에 의한 감염만이 원인이라고는 말할 수 없으나 이런 현상도 실제로 있다. 그러나 문제는 그런 병적인 세균이 어디서 어떻게 만들어졌는가 하는 점이다. 근원을 따지면 그들 병적 세균은 소화관 안에서 생긴 것, 장안에는 각종 박테리아가 살고 있지만 병적인 박테리아가 이상 번식하는 최대의 원인은 육식 및 정백식품의 과식이다. 육류나 백미, 백설탕이 유해세균의 번식에 적당한 물질적 조건을 만들기 때문이다.

또한 육식은 장기능을 감퇴시켜, 원래 통과시킬 리가 없는 세균을 그대로 통과시켜 버린다. 결국 혈액은 산독화한다. 산독혈액중의 병적 세균이 포착된 조직 특히 저항성이 약해진 곳에서 활동을 개시한다는 점도 있는 것이다. 담즙 자체도 영양성분이 풍부하므로 세균의 번식에는 좋은 온상이 된다. 한편 산독화한 혈액은 담낭을 구하고 있는 세포의 신진대사를 고장 나게 하고 결국 담낭의 기능장애를 일으킨다.

따라서 근본원인은 혈액의 산독화이고 그것을 일으킨 식생활의 잘못에 있다. 고기, 우유, 계란 등의 동물성 단백질식품, 백미, 백설탕 등의 정백식품을 중지하고 우리의 장내환경을 정상이 되게 하는 현미, 채식을 해야 한다.

담석증

담석증이란 담낭이나 담관에 결석이 생기는 질환이다. 담석증에 걸리게 되어 나타나는 초기 증상은 산통이라는 격심한 아픔이다. 왼쪽 옆구리 간장부위의 불쾌감 및 식후에 위가 가득 찬 느낌, 명치아픔, 위의 아픔, 구토, 오한 등 예고가 있은 뒤에 격통이 일어나는 수가 많다.

아픔이 나타남은 독특하여 오른쪽 윗배 부분만이 아니고 오른쪽 어깨, 오른쪽 등에 퍼진다. 환자는 굴러가며 괴로워하고 식은땀이나 토기가 나고 노란액체를 토하기도 한다. 이것을 담석 발작이라고 하는데 이 발작은 튀김음식, 뱀장어, 중국요리 등 기름기 있는 음식을 먹는 밤 등에 일어나기 쉽다. 이것은 담낭이 세계 수축하여 담낭중의 담석이 움직이든가, 담관에 담석이 걸려 경련을 일으키게 되어 발생한다.

또 담석은 십이지장의 출구에 걸리기 쉽다. 한번 걸리면 담즙의 흐름이 막히고 담즙색소는 혈액 속을 거슬러 흘러 황달 현상을 나타낸다.

격심한 발작이 안 일어난다고 안심할 수는 없다. 사일렌트스톤이라고 하여 아직 증세를 나타내지 않는 돌을 가지고 있는 사람은 담석증 환자의 배는 있다. 불발탄을 안고 있는 것과 꼭 같다. 언제 커져서 난폭해질지 알 수 없기 때문이다. 또한 격심한 산통은 일으키지 않고 어쩐지 윗배가 묵직하고, 등이 결리

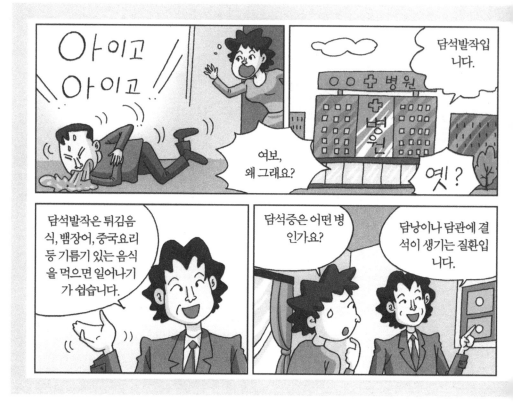

는 자각증세만 있는 사람도 있다.

담석이 어떻게 해서 생기는가의 메커니즘에 대해서는 아직 제대로 해명이 되지 않았다. 그러나 담즙성분의 이상이 유력한 원인인 것만은 확실하다. 담즙성분에 이상이 있으면 담즙의 흐름이 나쁘게 되어 괴기 쉽고 담낭이나 담관에 염증 등의 장애가 일어나기 쉽다.

담낭결석에 걸린 경우 동물성 단백질 식품은 혈액을 산독화시켜 콜레스테롤의 대사를 혼란시키고 콜레스테롤의 과잉생성을 초래한다. 정백식품은 미네랄, 비타민의 결핍으로 담낭기능에

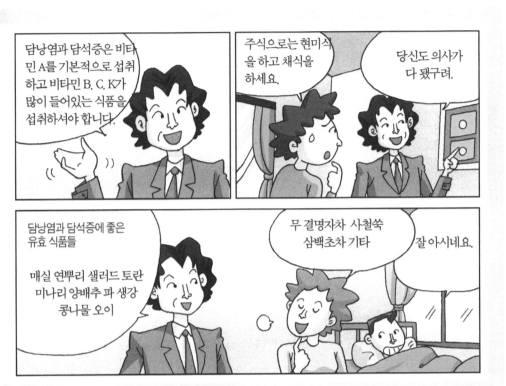

장애를 주는 위에 조지방의 결핍으로 담즙의 배추를 나쁘게 하고 비릴빈의 이상 정체를 초래한다. 또 양자 함께 호르몬 분비를 불균형하게 하여 담관 출구의 여닫힘을 제대로 못하게 한다. 또한 정신적 스트레스는 담관을 긴장시켜 담즙의 흐름을 정체시키고 담석이 생기기 쉬운 조건을 만든다. 마음가짐도 중요한 건강 조건이다.

자연식 건강법으로 스몬병을 치유한 사람

고열이 따르는 복통에 습격 받아 담석증으로 진단된 케이스로 담석 및 난소의 종양으로 난소를 둘 다 절재한 케이스다.

수술 뒤의 같은 달, 돌연 허리 아랫부분에 마비를 느끼고 시력 저하와 식욕저하를 갖게 된다. 즉 스몬병에 걸린 것이다.

하반신의 아픔과 복통이 계속되고 돌아눕지 못하며 두 손을 쥐고 이를 악무는 입원생활이 날마다의 점적주사와 함께 계속되었다. 그 뒤 4월경부터 보행훈련을 받을 수 있게 되며 6월에 퇴원했다. 퇴원후도 고통은 사라지지 않았으므로 그 뒤 약 1년, 날마다 효과가 없는 점적과 근육주사를 되풀이하였다. 아픔이 더욱 극심하게 되었다.

돌연 41도의 고열과 하반신의 격통이 엄습하고 눈을 뜨는 것도 괴로울 정도의 나날이 계속되었다. 통원이 불가능하기 때문에 병원에서의 항생물질과 발병 시부터 주던 부신피질 호르몬을 복용했다. 그 때문인지 고혈은 내렸지만 37, 8도의 열은 계속 나고 있었다. 또 식사를 하면 20분도 걸리지 않아 위의 오른쪽이 아프기 시작하여 숨도 제대로 쉴 수 없을 만큼 고통이 따랐다. 발은 경련을 일으키고 스몬발병 당시로 돌아간 느낌이 들었습니다. 아픔이 계속되기 때문에 고통을 멈추려 부신피질 호르몬을 장기 복용하며 손발에 붉은 반점이 생겼고 온 몸이 부으면서도 체중이 줄기 시작했다. 이때 우연히 알게 된 것이 자연식 건강법이다. 자연식 건강법을 알게 된 이후 팥, 율무를 넣은 현미식과 채식, 강화식품을 섭취하기 시작했다. 그런데 이틀 만에 벌써 발이 매우 가볍게 되고 복통도 없어지고 희망이 솟아나 날마다 즐겁게 지낼 수 있게 되었다.

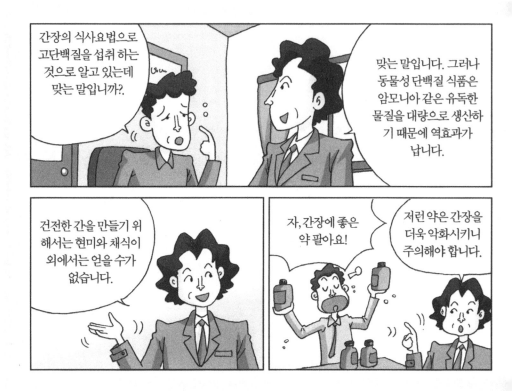

4) 간장장애 식사요법의 주의점

고단백질식사의 조절과 균형

간장 장애에 있어 가장 중요한 점은 혈액의 이상을 바로 잡을 것과 유해물을 극력 취하지 않는 것의 두 가지다. 일반적으로 간장의 식사요법은 고단백질을 섭취하는 것으로 되어있다.

식품으로 취한 단백질을 통해 우리 인체는 고유의 단백질이 만들어낸다. 대사 작용을 신속 또한 원활히 수행하는데 빠뜨릴 수 없는 물질인 효소 또한 그 단백질에서 만들어진다. 간장병

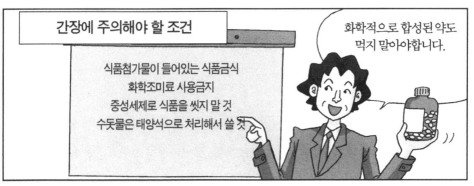

간장에 주의해야 할 조건

식품첨가물이 들어있는 식품금식
화학조미료 사용금지
중성세제로 식품을 씻지 말 것
수돗물은 태양석으로 처리해서 쓸 것

화학적으로 합성된 약도
먹지 말아야합니다.

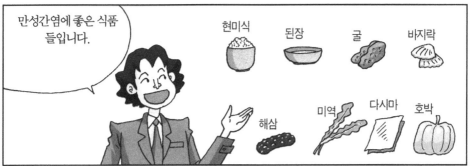

만성간염에 좋은 식품
들입니다.

현미식   된장   굴   바지락

해삼   미역   다시마   호박

을 고치려면 몸의 기운을 돋우지 않으면 안 된다. 그러나 동물
성 단백질 식품은 몸의 기운은 돋울 수 없고 대사에 유효한 효
소도 만들어지지 않는다. 육류는 소화관 안에서는 충분히 처리
할 수 없기 때문에 암모니아 등의 유독한 중간산물이 대량으로
생산된다. 이 유독물질이 또 해독기관인 간장을 적지 않게 상
하게 한다. 뿐만 아니라 건전한 간세포를 만들기 위한 소재 즉,
식물성 탄수화물이나 미네랄, 비타민 등이 결핍하여 매우 무른
세포가 만들어진다.

　건전한 간세포를 만들기 위한 소재는 현미 및 채식 외에서는

얻을 수 없다.

과음과 기타 해가 되는 음식

알코올의 적당한 섭취는 혈액순환과 심장 운동으로 몸에 유익할 수 있다. 물론 이것은 식품첨가물 등 유해물질이 일체 들어가지 않은 자연주의 알코올의 경우다.

백미, 육식, 식품첨가물이 들어간 가공식품을 먹으면 그 위에 첨가물이 들어간 알코올을 마시는 사람에게는 정도의 다소를 막론하고 간장 장애는 확실히 일어난다. 육식과 함께 간장기능에 큰 장애를 주는 것은 식품에 포함된 화학물질이다. 화학물질이 혈액 속에 포함되어 들어오면 가장은 매우 복잡한 화학반응을 굉장히 서둘러 행하여 그 물질을 부해 처리하여 독을 무해화 시켜야 한다. 그러나 요즘 같이 잇달아 대량의 화학물질이 들어오면 아무리 예비력이 큰 간장이라 할지라도 과로하게되고 드디어는 기능감퇴에 빠지고 만다. 결론적으로 화학물질의 체내 침입은 극력 막지 않으면 안 된다.

결론적으로 식품첨가물이 들어있는 식품은 먹지 말 것, 화학조미료를 쓰지 말 것, 중성세제로 식품을 씻지 말 것, 수돗물은 태양석으로 처리해서 쓸 것 등 건강을 위한 기본수칙을 꼭 지켜야 한다. 또한 화학적으로 합성된 약은 먹지 말 것도 중요한 조건이다. 일반적으로 강장제로 팔리는 약은 합성 비타민을 주체로 한 것이다. 간장을 강화시키기는커녕 더욱더 악화시킬 수 있음을 명심한다.

① 만성간염의 식단

일반적으로 타우린이 많이 들어있는 식품은 간장기능을 높인다. 철, 비타민A, P, K가 많이 들어있는 식품은 간장기능을 정상화 시킨다. 마그네슘, 인, 철이 들어있는 식품은 황달을 방지한다.

주식으로 현미식을 선택하고 수수와 현미수프, 메밀죽도 좋다. 당근은 비타민K가 많고 간장기능을 강화시키며 된장은 간장기능을 높이고 해독작용을 강화한다. 굴, 바지락, 해삼 또한 리진, 타우린이 풍부하고 간장염에 탁효가 있으며 다시마, 미역, 큰신말 등의 해초류는 비타민 B_{12}가 들어있고 간장기능을 정상화 시키며 간염을 방지한다.

② 간경변의 식단

간경변 예방을 위해 마그네슘이 많이 들어있는 식품이 좋다. 철, 불소, 비타민A, C가 많이 들어있는 식품은 간장 장애를 회복시키는 효과가 있다.

주식으로는 현미밥을 선택하고 수수나 율무를 넣은 현미 수프도 좋다. 된장은 장안의 생태를 정상이 되게 하고, 혈액의 상태

자연식 건강법으로 혈청간염을 치유한 사람

암성위천공으로 구급병원에 운반되어 수술을 받고 50일 만에 퇴원한 케이스다. 입원중 항암물질의 주사를 맞았으나 이 주사가 원인이 되었는지 1개월 지난 뒤 수혈에 의한 혈청간염에 걸려 다시 재입원을 한다. 간염은 현재의 의학으로는 낫지 않는다고 들어왔으므로 실망 속에 병원생활을 보내고 있었다.

그러나 재입원 후 반달쯤 되었을 때 우연히 건강 관련 서적을 참고하게 되었고 이를 통해 현미 및 채식을 본격적으로 해야겠다고 마음먹었다. 이후 퇴원하여 자택에서 책을 참고로 하면서 자연식단을 지켜 나갔다.

그 후 약 일 년, 200미터 정도의 거리에서도 쉽게 피곤하고 독서를 하는 동안의 시간이 여전히 짧았다. 나만의 방법대로 실행한 현미, 채식이었으므로 조금은 좋아졌다고 볼 수 있으나 제 궤도에 오르려면 오래 걸리리라고 생각했다 그러나 이후 좀 더 자연식 건강법에 관심을 갖고 현미에 율무와 팥 또는 검정콩의 주식과 채식을 실행하도록 했다. 또한 강화식품으로서 봉양효소, 바지락엑기스, 그린 하이칼 및 다섯 가지의 약초류를 마시며 무리하지 않을 정도의 운동을 실행하였다.

이후에는 빠른 속도로 내장이 좋아지게 되어 더욱 현미와 채식에 정진을 했다. 이를 통해 계단을 걷거나 오랜 걷기에도 쉽게 지치지 않았다. 올해 들어서는 골프도 한 라운드는 보통 할 수 있게 되고 피로감에서 벗어나기 시작했다.

과거 의사와 친하게 지내면서 신약이 나올 때마다 강한 것으로 얻어 복용했다. 고통은 일단 가시지만 약의 부작용이 쌓이고 쌓여 기왕의 병이 난 것이고 또 병으로 누워 있을 때 암의 약이라고 독한 주사를 놓았기 때문에 몸이 아주 쇠약해졌던 것으로 생각했다. 이후 「자신을 구하는 자는 자신 밖에 없다」는 진리를 깨달았다. 결국 나 자신을 알고 자연식을 이용한 체질 개선을 통하여 병을 극복하고 구한 셈이다.

를 정상화시켜 체질을 개선키는 데 좋으며 토마토는 단백성 노폐물의 처리 배설을 촉진하고 간장기능을 회복시킨다. 또한 콩나물은 알기닌, 아스파라민이 많이 들어있고 강간작용이 크다. 정혈작용과 강장 효과를 위해 마늘, 염교, 양파, 파 등을 섭취하고 혈액이 깨끗해 지도록 다시마와 해초류 섭취를 풍부하게 만든다.

③ 담낭염, 담석증의 식단

담남영과 담석증은 비타민A를 통하여 기본적인 원인으로 작용하는 결석 생성을 억제한다. 비타민B류, C, K가 많이 들어있는 식품은 담즙의 유출을 촉진하고 담낭의 염증을 고침과 동시에 결석을 용해시키는 효과가 있다.

주식으로는 현미식을 선택하고 간헐적으로 메밀국수도 좋다. 부추, 파셀리, 참나물, 소엽 등은 비타민A가 풍부하고 담석증을 방지한다. 또한 호박 및 당근에 비타민A, K, 칼륨이 많이 들어 있어 결석을 녹일 수 있다. 담석증 해소에는 샐러리, 양배추, 감자 등의 비타민 B류를 통해 대사기능을 원활히 하도록 한다.

우리 몸은 알칼리성과 중성의 적절한 균형 속에서 건강체가 될 수 있다. 즉 산성이 되면 물론 안 되고 알칼리성이 강해서도 안 된다. 신장은 몸속의 여분의 물이나 소금을 몸에서 몰아내고 산이나 알칼리를 조절하는 중요한 역할을 한다. 이러한 신장은 사구체와 이를 둘러싼 보만씨낭, 소변의 통로인 요세관, 그리고 소변이 모이는 신우에 의하여 구성되고 있다. 혈액의 사구체 속을 흐르는 동안에 혈장성분이 걸러져서 원뇨로서 보만씨낭에 옮겨진다. 요세관을 흐르는 사이에 원뇨중의 유효성분 등은 다시 혈액 중에 흡수된다.

 신장의 이상 증세 발생은 다른 장기 조직에도 영향을 미친다. 특히 신장과 밀접한 관련이 있는 전신의 혈관 및 심장에 장애가 발생 할 수 있다. 혈관 및 심장이 장애를 받으면 빠르건 더디건 온몸에 이상이 생기게 되는 것이다. 주요한 신장병에는 혈액을 걸러서 소변을 만드는 기능부분인 사구체에 염증이 일어나는 신염, 사구체와 요세관, 곧 네프론 전체가 않는 네프로제, 신장에 와 있는 동맥이 경화하는 신경화증이 있다.

 우리는 이 장에서 신장과 관련된 질환 및 현대인이 가지고 살아가는 기타 여러 가지 질환을 예로 질병을 이겨낼 수 있는 자연식을 제공하고자 한다. 각 질병의 원인과 부족하기 쉬운, 또는 질병이 필요로 하는 영양소와 식단을 알아냄으로써 더욱 건강한 삶을 윤택하게 할 수 있을 것이다.

기타 질환과 자연식 식단

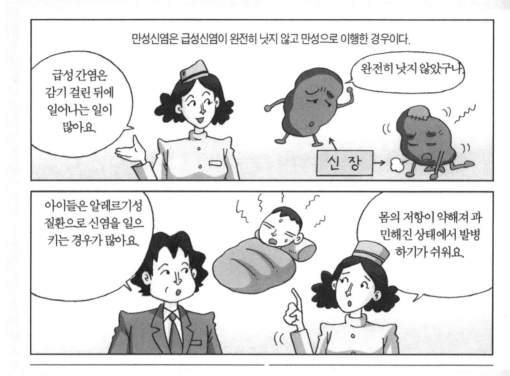

1) 만성 질환의 종류

만성신염

만선신염은 급성신염이 완전히 낫지 않고 만성으로 이행한 경우이다. 급성신염은 감기 걸린 뒤 등에 일어나는 일이 많다. 아이들은 알레르기성 질환으로서 신염을 일으키는 경우가 많은데, 어느 쪽이건 몸의 저항이 약해져 과민해진 상태에서 발병하기 쉽다.

체질적으로 만성 신염에 걸리기 쉬운 예는 동물성 단백질 식

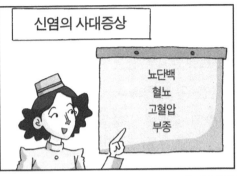

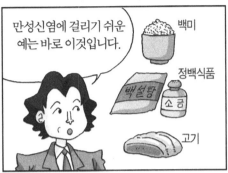

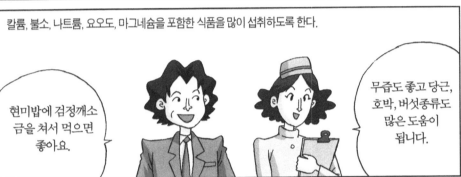

품을 너무 취하고 백미, 백설탕, 정제염 등 정백식품의 상식에 의해 만들어진다. 특히 해로운 노폐물을 대량으로 만들어내는 동물성 단백질의 식품의 과잉 섭취는 신장 기능에 현저한 장애를 준다.

신염의 근본적 원인 또한 단백과잉에 의한 자가 중독증으로 볼 수 있는 데 신장기능이 약하기 때문에 노폐물의 배설은 더욱 어렵게 되고 혈액은 흐려져 온몸의 대사 장애를 일으키게 된다. 이러한 몸 상태에서 합성 약제를 사용하는 경우 중독으로 신염이 더욱 발전 할 수 있다.

신염의 사대증상이란 단백뇨, 혈뇨, 고혈압, 부종으로 볼 수 있다. 뇨단백이 나타날 경우는 경증으로 볼 수 있으며 부종은 처음 눈두덩이에 나타나기 쉬우며 차츰 온 몸으로 퍼지는 것이 특징이다. 특히혈압은 병의 진행 상태와 병행하기 때문에 주의해서 살펴야 한다. 그 밖에도 빈혈로 인하여 안색이 창백하거나 신장부의 동통, 다뇨를 나타내기도 한다. 심장쇠약의 징후를 나타내는 수도 있다.

신경화증

신경화증이란 신장에 분포되고 있는 가느다란 동맥에 경화가 일어나 여러 가지 장애를 일으키는 상태를 말한다.

혈액순환이 나쁘게 되고 네프론의 영양상태도 불량하게 되면 신장 기능 전체가 쇠약해진다. 소변의 배설이 시원스럽지 못하고 단백도 섞여 나올 수 있으며 혈압이 높아지므로 뇌일혈을 일으키거나 심장쇠약이 될 우려도 있다.

일반적으로 신경화증의 진행은 완만하고 신장 기능의 저하도 서서히 진행한다. 그러나 병의 증세가 빠른 경우에는 요독증을 일으키기 쉽다. 요독증이 되면 유해물을 배설할 수 없기 때문에 혈액이 매우 탁해진다. 요독증은 온몸에 경련을 일으키거나 시력을 아주 나쁘게 한다.

일반적인 증세로는 머릿속의 내압 상승으로 두통, 편두통, 어깨 결림, 귀울림, 현기증, 불면, 숨참 등이 일어난다. 신장의 움직임, 특히 재흡수작용이 나빠지기 때문에 소변의 양이 많아지고 몸이 쉬 갈증을 느낀다.

신경화증의 치료는 먼저 혈압을 내리고, 뇌, 심장에 대한 압박을 제거해야 한다. 과식과 정신적 스트레스를 피하는 것은 좋은 치료 방법이 될 것이다. 또한 혈액의 상태를 정상적으로 만들고 동맥경화를 고치고 신장의 기능을 회복시키기 위하여 동물성 단백질 식품, 정백식품을 중지하고 현미, 채식을 행하는

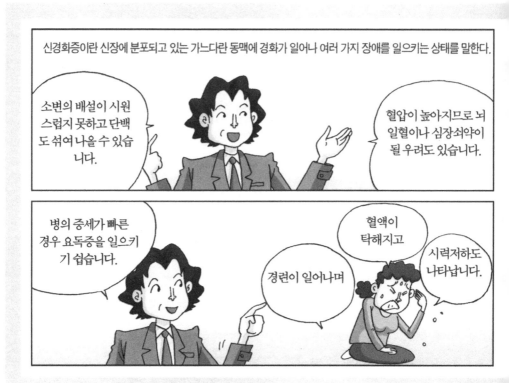

것이 중요하다.

네프로제

네프로제란 요세관이 병변이 생기는 것으로, 고도의 부종과 단백뇨가 나타난다. 네프로제만으로는 혈뇨, 고혈압은 일어나지 않지만 신염과 병발하는 경우가 많다. 신염이 발병하면 요독증 또는 심장쇠약에 걸리기 쉽다.

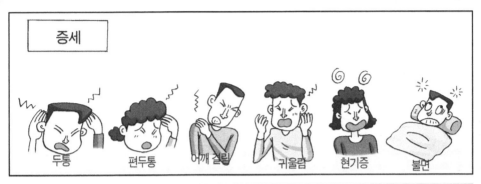

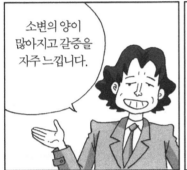

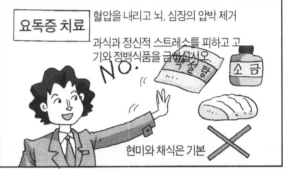

TIP! 궤양에 좋은 유효식품

호박, 벌꿀, 미나리, 소송채, 샐러드채, 배추, 콩나물, 순무,
머위, 상추, 캘리플라워, 강낭콩, 지두 등이 좋으며 약초차
로 감초, 율무, 쑥, 결명자를 달여 차대신 마신다.

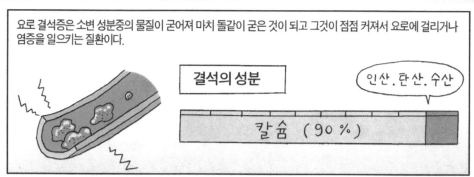

요로 결석증은 소변 성분중의 물질이 굳어져 마치 돌같이 굳은 것이 되고 그것이 점점 커져서 요로에 걸리거나 염증을 일으키는 질환이다.

결석의 성분

인산 . 탄산 . 수산

칼슘 (90 %)

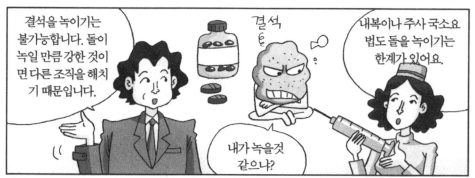

결석을 녹이기는 불가능합니다. 돌이 녹일 만큼 강한 것이면 다른 조직을 해치기 때문입니다.

결석

내가 녹을것 같으냐?

내복이나 주사 국소요법도 돌을 녹이기는 한계가 있어요.

요로결석증

　요로 결석증이란 소변 성분중의 물질이 굳어져 마치 돌같이 굳은 것이 되고, 그것이 점점 커져서 요로에 걸리거나 염증을 일으키는 질환이다. 결석의 성분은 90%가 칼슘이으로 인산, 수산, 탄산이 더해져 된 생석회 화합물이다. 소변의 성분 중에 칼슘, 탄산, 인산, 수산 등이 많아져 결정하기 쉬운 상태가 되는 데 그것이 백혈구라든가 상피세포를 핵으로 하여 그 둘레에 들어붙어 점점 커지는 것이다.

　결석이 생기는 장소는 주로 신우로 이 속에서 커지며 꽉 막히

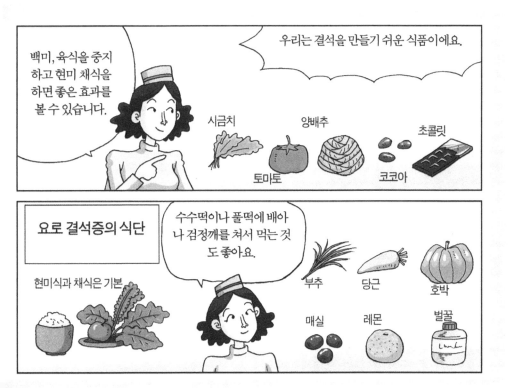

는 수도 있다. 그러나 대체로는 작았을 때 아래로 내려오면서 점점 커져서 요관에 걸린다. 특히 요관에 들어가는 부분은 목이 좁기 때문에 걸리기 쉽다. 요관에 결석이 걸려 오줌이 그 아래로 흐르지 못하면 신우의 내압이 매우 올라가 산통이 일어난다.

증상으로 나타나는 산통과 혈뇨가 있으면 우선 결석 증으로 보아도 좋다. 산통은 신장 부위의 격심한 고통으로 등까지 고통이 퍼진다. 엎치고 뒤쳐가며 괴로워하고 얼굴은 창백하게 되어 토하기도 한다. 혈뇨는 염증이 일어나거나 결석에 의하여 요로가 상하여 일어난다. 육안으로 확인할 수도 있으나 현미경으로 보지 않으면 확인할 수 없을 때도 많다. 결석 증을 근치하기 위해서는 식사요법이 무엇보다 중요하다. 내복이나 주사, 국소요법 등 약으로 돌을 녹이기는 불가능하다. 돌이 녹을 만큼 강한 것이면 점막 기타조직을 해치게 되기 때문이다.

　혈액 속에 칼슘이나 비타민D, 수산이 과잉할 경우 결석이 생기기 쉽다. 또한 아미노산의 일종인 시스틴이 소변 속에 섞이게 되면 요로가 막히기 쉽다. 부갑상선의 기능이 이상항진하면 칼슘대사가 장애를 받는다. 이러한 조건을 제거함과 동시에 혈액의 상태를 정상화시켜 온 몸의 생기기능을 건전하게 하려면 백미, 육식을 중지하고 현미, 채식을 하는 것이 훨씬 효과적이다. 혈액이 건강한 알칼리성이 됨과 동시에 결석도 저절로 녹아 흘러내리게 된다. 또한 시금치, 토마토, 양배추, 코코아, 초컬릿등의 식품은 결석을 만들기 쉬우므로 극력 피해야 한다.

방광염

방광은 신장에서 만들어지고 요관을 통해 내려온 소변을 모아 일정량에 달했을 때 배출하는 기관이다. 방광은 소변이 모이는 것에 따라 부풀어 커지게 된다. 가득 차게 되면 벽은 늘어나 그 두께는 3밀리쯤으로 얇아지지만 배뇨 후는 줄어 1.5센티의 두께가 된다. 소변의 출구는 내괄약근과 외괄약근으로 둘러싸여 있다.

방광 기능의 문제 발생은 소변이 충분히 괴어 있는데 배뇨가 어렵거나 그다지 소변은 괴여있지 않은데도 불구하고 자주 소변이 마렵거나 하는 여러 가지 배뇨장해를 일으키기 쉽다.

방광염은 요도가 뚜렷하게 짧은 여성에게 압도적으로 많다. 주요 증세는 오줌의 혼탁, 고통, 소변이 잦은 것이다. 오줌이 희게 탁해지는 것은 염증부에 백혈구가 많이 출현하고, 그것이 소변에 섞여 나오기 때문이다. 아픔은 소변을 보고나서 방광이 오므라들 때 점막이 자극되어 느껴지는 것이다. 점막에서 피가 나오는 경우도 있는 데 아픔은 저려드는 것 같이 아플 경우도 있고 불에 데는 것 같이 격심한 경우도 있다. 소변이 잦은 것은 방광이 끊임없이 자극되는 상태에 있기 때문이다. 보통 300CC쯤 괴었을 때 요의가 일어나지만, 이 경우는 50~100CC에서 배뇨하고 싶어진다. 일반적으로는 세균을 씻어내는 효과가 있다고 하여 물과 차를 많이 마실 것을 권하고

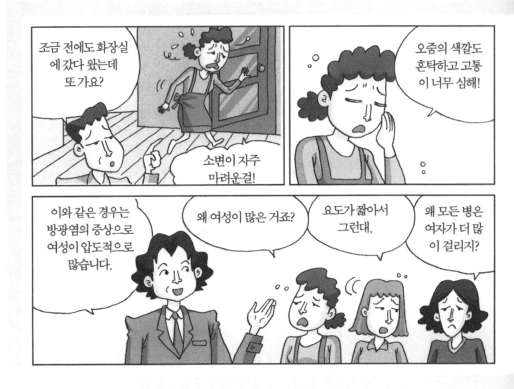

있다. 그러나 근본적으로 근치를 위해서는 식생활을 개선하고
염증이 일어나기 쉬운 체질을 개선해 가야 한다.

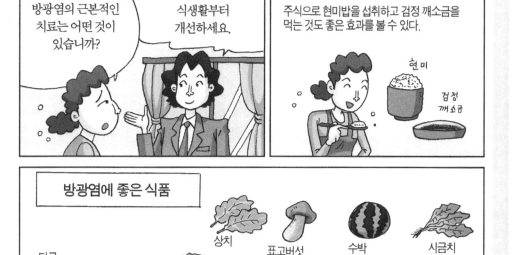

방광염의 근본적인 치료는 어떤 것이 있습니까?

식생활부터 개선하세요.

주식으로 현미밥을 섭취하고 검정 깨소금을 먹는 것도 좋은 효과를 볼 수 있다.

현미

검정 깨소금

방광염에 좋은 식품

당근

토마토

셀러리

상치

표고버섯

수박

시금치

무

배추

콩나물

약초차

TIP! 신장염에 좋은 유효 식품

파셀리, 시금치, 은행, 콩나물, 옥수수, 샐러드채, 소송채, 춘국, 미나리, 참나물, 백합뿌리, 참마, 순무, 오이, 된장, 양배추, 수박, 감, 물고기, 해삼, 칡가루, 고비, 고추 등이 있다. 약초차로 율무, 별꽃풀, 차풀, 이질풀, 삼백초를 달여 차대신 마신다.

자연식 건강법으로 비만을 치유한 사람

 나른한 몸과 자주 붓는 손과 발, 쉽게 피곤하여 기력 없는 몸을 가진 전형적인 비만증 환자의 케이스다. 가사와 육아의 부담으로 및 스웨터를 뜨는 시간이 계속되며 근육통 또한 함께 오고 있었다. 그러던 여름, 맹장의 수술을 받게 되었는데 퇴원 후 발목 근처가 아파서 걸을 수 없게 되었다. 병원에 가니 신경통이라 하여 알리나민 등을 마시어 아픔은 가셨습니다. 이후 식사에 있어 영양을 취하지 않으면 안 되겠다 싶어 고기, 생선, 계란, 단 것을 부지런히 먹은 결과 체중일 매우 불어났다. 9월이 되어 선선한 바람이 불었지만 일에는 좀처럼 집중할 수 없었고 신경통은 치유와 발병이 계속되었다. 반년이상 통원 해왔지만 약효가 제대로 들지 않았고 가을이 되자 이번에는 밤낮 몸 둘 바를 알지 못하는 나날이 되었습니다.
 이후 신문을 통해 자연식에 대하여 알게 되었고 현미 및 채식 요법에 집중했다. 첫 번째 진찰 때는 키가 146센티, 체중이 56킬로쯤 나갔으나, 현미, 채식을 시작하고부터 날마다 체중이 줄고 몸이 가뿐해졌다. 친척이나 이웃사람들이 아주 날씬해지셨군요! 하고 인사를 할 정도가 되어 이것들이 모두 자연식의 덕택으로 생각하게 되었다. 두 번째 진료할 때 체중은 6킬로 줄었고 비만증에서 벗어나게 되었다. 몸 상태 또한 가뿐하고 건강체로 변하게 되었다.

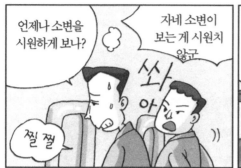
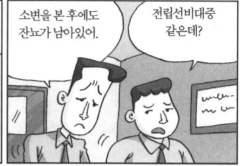

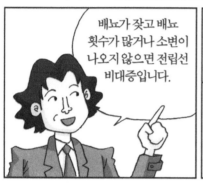
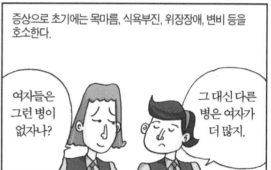

전립선비대증

전립선은 남성의 부성기의 하나로 요도를 싸고 존재한다. 내신
과 외선으로 되어 있으며 내선은 요도가 마르지 않도록 분비물
을 내고 외선은 정액의 성분을 만든다. 고환이 위축하여 여성호
르몬의 비율이 증대하면 근육조직이나 결합조직이 증식하여 내
선을 둘러싸 일종의 선종을 만든다. 이것이 비대증의 실태다.
　전립선 비대증의 가장 주요한 증세는 배뇨가 원활치 않은 것
은 것이다. 배뇨 후에도 소변이 남는 증상이 있으며 이러한 잔
뇨가 늘 있다는 것은 방광의 용량이 작아졌다는 것과 같으므로

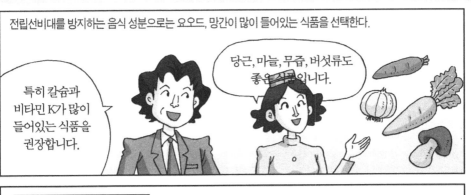

전립선비대를 방지하는 음식 성분으로는 요오드, 망간이 많이 들어있는 식품을 선택한다.

특히 칼슘과 비타민 K가 많이 들어있는 식품을 권장합니다.

당근, 마늘, 무즙, 버섯류도 좋은 식품입니다.

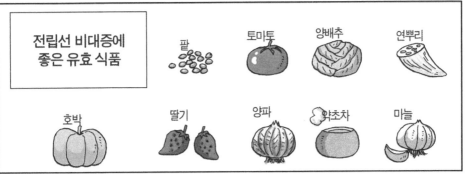

전립선 비대증에 좋은 유효 식품

팥 토마토 양배추 연뿌리

호박 딸기 양파 약초차 마늘

자연히 배뇨가 잦게 되고 배뇨횟수가 많게 된다. 이 질환은 여러 가지 증세가 겹쳐지는 데 초기에는 목마름, 식욕부진, 위장장애, 변비 등을 호소하는 일이 많다. 병세가 진행하면 드디어 소변이 나오지 않게 된다.

전립선 비대가 일어나는 것은 호화현상이므로 이를 방지하려면 온몸이 젊어지도록 도모해야 한다. 위장기능을 건전하게 하고 혈액이 알칼리성이 되도록 하며 혈액순환을 촉진하는 것이 중요하다. 호르몬 분비도 정상화함에 따라 전립선의 노화도 방지되고 기능의 정상화가 촉진된다.

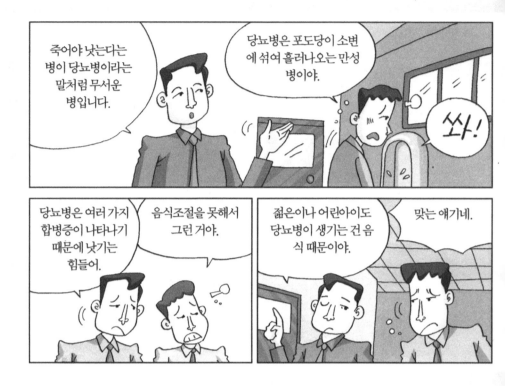

당뇨병

　당뇨병은 포도당이 소변에 섞여 흘러나오는 만성병이다. 당뇨에 앞서 혈액중의 당분이 상승하는 데, 정상적인 사람의 혈당치는 80~100mg/C11이다. 100 이상이 되어도 당뇨는 나타나지 않지만 여러 가지 증세가 나타나며 150이상이 되면 당뇨를 볼 수 있다.

　당뇨병에서 문제가 되는 것은 체내의 모든 물질대사에 불가결한 포도당이 상실되기 때문에 몸이 쇠약해지고 과잉한 혈당을 처리하기 위해 인슐린이 낭비되어 동맥경화를 일으키는 것이

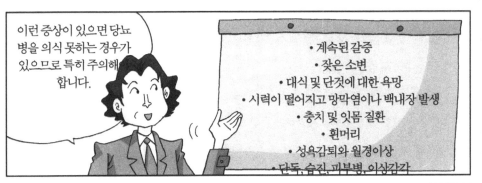

이런 증상이 있으면 당뇨병을 의식 못하는 경우가 있으므로 특히 주의해야 합니다.

- 계속된 갈증
- 잦은 소변
- 대식 및 단것에 대한 욕망
- 시력이 떨어지고 망막염이나 백내장 발생
- 충치 및 잇몸 질환
- 흰머리
- 성욕감퇴와 월경이상
- 단독, 습진, 피부병, 이상감각

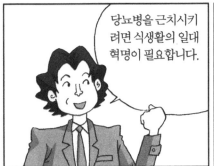

당뇨병을 근치시키려면 식생활의 일대 혁명이 필요합니다.

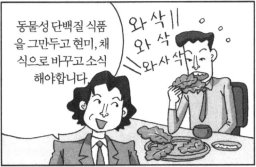

동물성 단백질 식품을 그만두고 현미, 채식으로 바꾸고 소식해야합니다.

와삭
와삭
와사삭

다. 당뇨병이 진행되면 혈관의 노화, 곧 동맥경화 등의 합병증이 올 수 있다. 이 동맥경화가 진행되면 고혈압이 되고 뇌일혈, 심근경색 등을 일으킨다. 당뇨병과 병발한 혈관, 심장병은 매우 낫기 어렵고 진행도 빠르다. 당뇨병이 악화될수록 혈관, 심장병으로 목숨을 잃을 위험성은 증가하게 되는 것이다.

당뇨병과 병발하는 질병은 중대한 것으로 당뇨병이 겹치기 때문에 낫기 어렵게 된다. 예를 들면 류머티즘, 완고한 피부병, 치조농루, 결석 증, 시력장애, 축농증 등이 있다. 당뇨병은 과잉 혈당조차 신속히 처리할 수 없을 만큼 정혈기능이 저하되어 쉽게 악액질의 상태가 되기 때문이다. 당뇨체질은 암체질이라고 결론 지을 수 있다.

우리는 일반적으로 당뇨병은 한창나이인 40, 50세 줄에 들어선 사람을 괴롭히는 성인병으로 여겨져 왔다. 그러나 최근에는 40세 이하의 젊은 층으로 발생연령이 낮아지고 있다. 그뿐 아니라 소아당뇨병도 드물지 않다. 당뇨병은 이전부터 사치 병이라고 불러왔는데 미식의 과식, 체질이 노화하고 약체화되어 일어나는 병이기 때문이다. 젊은 층에 당뇨병이 격증하고 있다는 것은 젊은이들의 체질이 일찌감치 노화되고 있는 것과 같다.

혈당치가 높아지면 몸은 마치 사탕절임 상태로 세포가 녹아내리듯이 붕괴되어간다. 특히 정상의 경우에는 탄력성이 크고 튼튼한 조직, 예를 들면 근육이나 혈관, 신경 등이 장해를 입기 쉽다. 그렇게 되면 조직 활동도 충분히 행해지지 않으니까 생리기능상 여러 가지 장애도 생긴다. 그러나 이것은 몸의 조직 세포가 물러지는 질환이고 발열이나 아픔 등의 증세는 일어나지 않으니까, 중증이 되도록 의식하지 못하는 수가 많다. 다음과 같은 증세는 당뇨병을 의식 못하는 상태인수가 많기 때문에 주의해야 한다.

첫째, 계속된 갈증

둘째, 잦은 소변

셋째, 대식 및 단것에 대한 욕망

다섯째, 시력이 떨어지고 망막염이나 백내장 발병

여섯째, 충치 및 잇몸 질환

일곱째, 단독, 습진 등 피부병, 이상감각 발생

여덟째, 성욕감퇴와 월경이상

아홉째, 흰 머리

과혈당을 초래하고 이어 혈관의 노화를 일으키는 원인에는 육식과 정백식품의 과식이 있다.

육식을 하면 그 소화를 위해 많은 췌액이 필요하기 때문이다. 한편 백미나 백설탕 등의 정백식품을 취하면 혈당치가 급격히 상승한다. 이 혈액 속의 포도당을 처리하기 위해 췌장 호르몬이 대량으로 소비된다. 췌장은 소화액과 호르몬 양쪽의 제조, 분비에 혹사되어 마침내는 과혈당 상태에 이르는 것이다. 만일 신장이 제대로 기능을 발휘하면 과혈당이 되어도 소변 속에 당은 흘러나오지 않는다. 그러나 췌장은 기능이 떨어질수록 고기나 정백식품을 취하고 있으면, 신장기능은 더 건전해지지 않는다.

당뇨병을 근치시키려면 식생활의 일대혁명이 필요하다. 동물성 단백질 식품을 그만두고 현미, 채식으로 바꾸고 되도록 소식해야 한다. 일반적으로 당뇨병에는 인슐린요법을 하고 있지만 이런 혈당강하제에 의지하는 것은 위험하다. 생리기능의 결함을 바로잡아 혈당치를 정상화시키는 것이 아니라 일반적으

자연식 건강법으로 당뇨병을 치유한 사람

　지금부터 약 20년 전 여름 몸에 이상한 피로를 느껴 가정주치의에게 진찰을 받아 본 결과 당뇨병으로 진단되어 곧 가까이에 있는 국립병원에 입원했다. 날마다 검사가 계속되는 24일간을 병원에서 보냈지만 당시 물자부족으로 치료하는데도 약은 없고 퇴원하고 나서는 오로지 식사요법에 전념했다. 그때 식사요법의 한 예를 들어보면 함수탄소가 없는 것이면 무엇이든지 좋은 줄 알고 위스키와 고기, 생선으로 배를 채웠다. 그 뒤 얼마 안지나 당뇨약 라스치논이 생겨 이를 복용하면서 7~8년이 경과했다. 그런데 몸의 상태는 점점 더 허약하게 되었다. 다시 식생활을 바꿔 하루 2000칼로리를 섭취량으로 정하고 이 범위 안에서 야채를 주로 고기, 생선을 충분히 취했다. 병세는 당뇨 외에 변비, 고혈압도 더해져 약물을 라스치논, 비타민제, 강압제 변비약, 마르는 약의 다섯 종류의 약을 하루 세 번 식전 식후로 나누어 복용 했다. 그러다가 올해 5월, 실명의 운명에 있고 혈압도 200 이상이며 생명이 위험하다는 선고를 받았다.

　그 시기 자연식에 대해서 알게 되었으며 여러 약의 부작용에

서 생기는 폐해를 배재하기 위해 당장 그 날로 투약을 중지했
다. 이에 따라 배아, 엽록소, 효소를 취해 정혈과 췌장기능의
회복을 도모했다. 이후 난시, 근시안경이 오히려 방해가 되었
을 정도로 회복되었으며 변통이 좋고 혈압의 상태가 눈에 띄게
달라졌으며 당뇨가 안 나오는 경우가 발생하고, 몸이 가뿐해
졌다.

로 혈당치를 끌어내릴 뿐으로 생리기능을 혼란시키는 또 다른 요소를 플러스할 뿐이기 때문이다. 현미, 채식을 소식하여 몸 무게를 줄이는 것이 선결조건이 될 것이다.

통풍

식생활이 풍족해지며 양면적으로 만성질환 등의 병이 많아지고 있다. 그 전형적인 예가 통풍이다. 과거에는 통풍을 미식, 안일의 생활로 한가로운 세월을 보내는 사람이나 걸리는 병으로 치부하였다. 통계를 살펴보면 1920년대까지 의학 회에 보고된 것은 단 한 건 뿐 이었다. 그러나 1950년대부터 환자가 급증하고 현재는 아주 흔한 질병으로 자리 잡았다.

통풍 환자의 혈액 중의 요산 량은 정상인의 10~20배나 된다). 또 귓불 등에 생기는 통풍결절의 속이나 관절액 속에는 요산염의 결정이 포함되어 있다. 곧 통풍은 요산대사에 이상이 생겨 일어나는 질병인 것이다.

요산대사의 이상은 서서히 일어나지만 통풍 특유의 증세는 어느 날 갑자기 나타난다. 발의 엄지발가락의 관절이 붉게 부어오르고 아프기 시작한다. 한곳의 아픔이 일어났다 가라앉았다 하는 동안 여러 곳에서 관절염이 나타나게 되는 데 발목, 무릎, 손목, 어깨, 등 온몸의 관절이 붓거나 변형이 생긴다.

요산은 단백질의 중간대사산물이다. 이 요산이 체내에 흥건하게 되는 것은 동물성 단백질 식품의 과식이 원인이다. 동물성 단백질 식품은 우리몸 안에서는 충분히 처리되지 않기 때문에 중간대사산물을 대량으로 발생시킨다. 또한 동물성 단백질 식품은 배성장애를 일으키고 노폐물을 몸 안에 정체시킨다. 특히

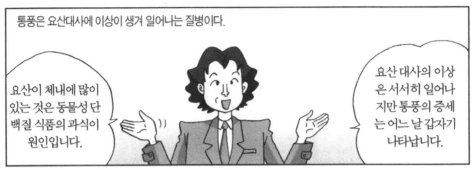

통풍은 요산대사에 이상이 생겨 일어나는 질병이다.

요산이 체내에 많이 있는 것은 동물성 단백질 식품의 과식이 원인입니다.

요산 대사의 이상은 서서히 일어나지만 통풍의 증세는 어느 날 갑자기 나타납니다.

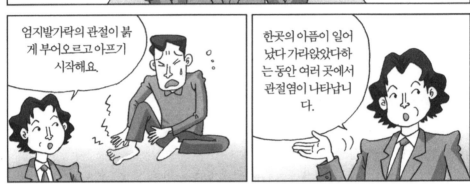

엄지발가락의 관절이 붉게 부어오르고 아프기 시작해요.

한곳의 아픔이 일어났다 가라앉았다하는 동안 여러 곳에서 관절염이 나타납니다.

동물성 지방은 요산의 배설을 저해하고 혈액이 산성화하면 요산은 배출되기 어렵다.

 이러한 요산은 관절이나 결절 안에 괴일 뿐 아니라 신장이나 혈관 벽에도 고일 수 있다. 신장에 고이는 경우, 신장 결석이나 신장경화증을 일으키기 쉽고 혈관에 고일 경우는 동맥경화나 고혈압이 되기 쉽다. 통풍이 극도로 악화하면 손발의 자유를 잃게 되어 수족을 사용하지 못한다. 또한 요독증, 뇌일혈, 심근경색을 일으켜 사망할 수 있다.

 통풍의 근본적인 원인은 효소계의 결함이다. 이는 요산의 대

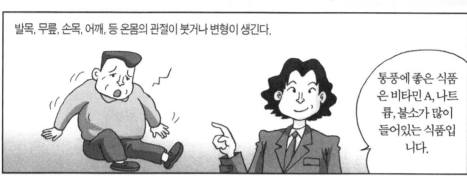

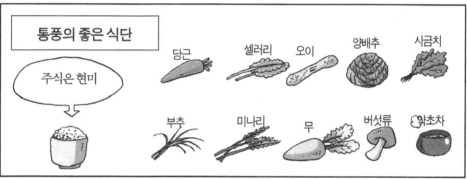

량 생성을 촉진한다. 통풍을 근본적으로 치료하기 위해서는 식
단을 현미와 채식으로 바꾸고 요산대사를 정상화하여 신장 기
능을 정상화시켜야 한다.

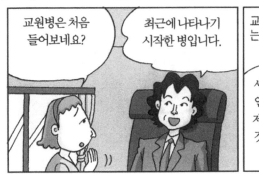

교원병은 처음 들어보네요?

최근에 나타나기 시작한 병입니다.

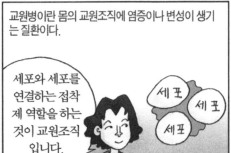

교원병이란 몸의 교원조직에 염증이나 변성이 생기는 질환이다.

세포와 세포를 연결하는 접착제 역할을 하는 것이 교원조직입니다.

세 포
세 포
세 포

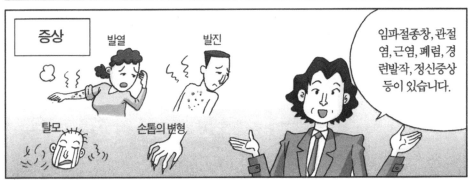

증상

발열

발진

탈모

손톱의 변형

임파절종창, 관절염, 근염, 폐렴, 경련발작, 정신증상 등이 있습니다.

교원병

최근에 주목되기 시작한 질병 중의 하나는 교원병이다. 통풍과 마찬가지로 과거 별도의 병으로 취급되어 졌으나 이후 많은 증상과 성질 분석으로 교원병이라는 명칭을 얻게 되며 따로 분류된다.

교원병이란 몸의 교원조직에 염증이나 변성이 생기는 질환을 말한다. 뼈는 뼈세포, 간장은 간세포가 많이 모여 만들어지고 있다. 곧 온몸의 각 조직은 각기 고유세포에 의해 얽어 짜이고 있다. 그러나 고유세포만으로 성립하고 있는 것은 아니다. 세

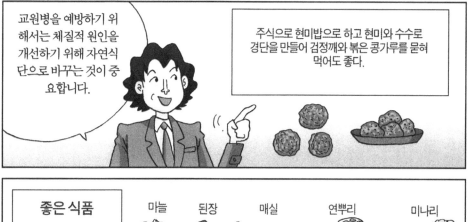

교원병을 예방하기 위해서는 체질적 원인을 개선하기 위해 자연식단으로 바꾸는 것이 중요합니다.

주식으로 현미밥으로 하고 현미와 수수로 경단을 만들어 검정깨와 볶은 콩가루를 묻혀 먹어도 좋다.

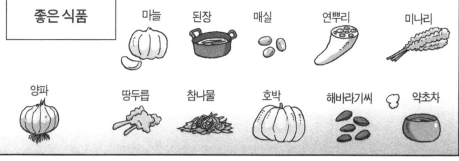

좋은 식품

마늘 된장 매실 연뿌리 미나리

양파 땅두릅 참나물 호박 해바라기씨 약초차

포와 세포를 연결하는 접착제의 역할을 하는 것이 있다. 이것이 곧 교원조직이다.

이러한 교원조직의 성질은 곧 신체의 전체에 병이 일어날 가능성을 높인다. 이 교원병이 나타나는 증상은 다양한 데 예를 들어 발열, 발진, 관근통, 탈모, 손톱의 변형, 임파절종창, 관절염, 근염, 심내막염, 폐염, 경련발작, 정신증상 등을 꼽을 수 있다. 교원병을 예방하기 위해서는 체질적 원인을 개선하기 위해 그 원인을 알고 자연식 식단으로 바꾸는 것이 중요하다.

관절 류머티즘

류머티즘은 20~40세의 여성에 많이 나타난다. 발병 초기에는 미열, 노곤함 등의 빈혈증 증세를 일으키는 데, 손가락의 뻣뻣해짐에서 시작하여 차례로 무릎, 어깨, 팔꿈치 등 큰 관절에 압통이나 부기가 생긴다. 류머티즘 관절염은 무릎의 관절에 물이 고이게 되고 온몸의 관절이 나무의 혹같이 변형된다. 이 시기에는 극도의 아픔을 느끼게 되고 관절 이외의 뼈에도 위축이 일어나 근육이나 신경도 침해된다.

에리테마토오테스

홍반성낭창이라고 불리는 에리테마토오테스는 15~50세의 여성이 걸리기 쉽다. 초기 증상으로 38~39도의 열이 나고 온 몸이 노곤하며 관절이 아프다. 마치 감기를 앓는 것처럼 증세가 나타다 이내 머리카락이 빠지거나 상배부, 손바닥, 손 등에 붉은 반점이 생기게 된다. 특히 얼굴에는 나비형의 특유한 붉은 점이 생기기 쉽다.

에리테마토오테스는 체질에 결함이 있는 사람이 강한 자외선을 쐬거나 약을 난용하는 것이 유인이 되어 일어난다. 이 병이 진행되면 심장, 신장의 장애도 심하게 되고 요독증 등을 일으킨다. 일반적으로는 부신피질 호르몬제가 사용 되어 병을 한층 낫기 어렵게 하는 것이 현상이다.

류머티즘열

류머티즘열은 소아나 젊은이가 걸리기 쉽다. 편도염이 된 1~2주일 뒤에 발병한다. 발열, 관절염, 심장의 잡음 등의 증세가 따르며 약 반수의 사람은 심장판막증을 일으킨다.

전신성강피증

전신성강피증은 30~50세에 일어나기 쉽다. 발병 후 지각장애, 관절통, 교원조직의 팽창, 경화의 과정을 거쳐 피부는 경화 위축되고 관절이 당겨진다. 혈관 내막도 비후하기 때문에 혈관의 내강이 좁아지고 혈행이 나빠지거나 혈관폐쇄를 일으키기도 한다. 이로 인하여 혈행 장애가 일어난 조직이 위축하거나 석회 침착을 하거나 한다. 이런 병변은 심장, 폐, 장, 신등에 일어나기 쉽다.

다발성동맥염

다발성 동맥염은 동맥에 염증이 일어나는 것을 말한다. 신, 간, 비, 소화관, 부신, 뇌, 말초신경에 분포하고 있는 동맥 등 광범위하게 일어난다. 주요증세는 발열, 고혈압, 각종 복부증세, 근육통 등 심하게 되면 심근경색을 일으킨다. 어떤 종류의 교원병이라 해도 이를 근본적으로 고치려면 세포의 저항성을 강화하지 않으면 안 된다.

자연식 건강법으로 관절 류머티즘을 치유한 사람

4, 5년 전부터 빈혈증세가 날마다 계속된 케이스다. 그것은 저혈압에서 오는 것이란 진단이 내려졌는데 이후 관절염 같은 상태가 되어 무릎에 물이 고이거나 좌골신경통, 류머티즘 등이 되풀이 되었다. 외출 시 바로 발이 피곤하고 오랫동안 서 있으면 각기와 같이 손발이 노곤한 상태가 된다. 정좌시에는 곧 발이 저리기도 했다.

건강한 사람은 피곤하면 푹 잠들 수 있지만 병의 발병 이후 피곤하면 할수록 잠자리는 좋지 않고 잠이 얕기 때문에 악순환을 되풀이 되었다. 기온이 내려가거나 추위가 심할 때는 손발에 아픔을 느끼는 상태가 되고 머리카락이 빠지거나 머리를 긁으면 비듬이 우수수 떨어지기도 했다. 그때 우연한 기회에 자연식 건강법에 대하여 알게 되고 현미식 식사지도를 받게 시작했다. 그러자 어느 사이엔가 발에 붕대를 맨 것도 잊을 정도로 아픈 것을 의식하지 못하게 되고 그와 함께 무언지 몸이 가뿐하게 되어 일하면 일 할수록 쾌조가 되는 뜻밖의 결과가 나타났다. 여름이 가장 싫었던 질병의 시기에서 벗어나 이제는 아무리 더운 날이라 해도 외출에 고통을 느끼지 않고 지낼 수 있다. 건강이란 참 귀한 것, 정말 지금의 건강을 얻게 된 것은 꿈결과 같은 일입니다. 덕택으로 지금은 날마다 건강하게 지내고 있다. 짧은 식사요법으로 이렇게 빨리 좋은 결과를 보게 된 저는 매우 행운이었음을 실감한다고 한다.

세포의 저항성을 잃게 하는 가장 큰 원인은 화학약품이다. BHC, PCB, 비소, 수은 등이 심한 희생자를 내고 있는 것은 세계의 모든 사람들이 알고 있는 바이다. 이와 동일한 화학물질인 식품첨가물이나 중성세제등이 우리 체세포에 마찬가지 영양을 미치고 있는 것은 말할 것도 없다. 그러나 그들 화학물질이 독성을 나타내는 것을 허락하고 또는 그 작용을 도와 몇 배의 해를 끼치는 것은 혼란한 체 세포의 기능 그 자체다. 곧 자체가 약화되고 있기 때문에 필요 이상의 해를 받는 궁지에 빠지는 것이다.

체세포의 기능을 혼란시키는 것은 고기, 우유, 계란 등의 동물성 단백질 식품이다. 이들은 장 안의 박테리아의 상태를 병적으로 바꾸고 세포의 영양조건을 혼란시킴과 동시에 독소가 혈액을 혼탁케 한다. 이 독소는 공해물질 등의 화학물질과 상승적으로 작용하여 광범한 교원조직의 장애를 일으키는 것으로 생각되고 있다. 또 동물성 단백질은 우리들 몸에 있어서는 이종단백이므로 세포의 과민성을 높인다. 다발성 동맥염은 이 동물성 단백질 식품을 중지하고 특히 우유 유제품의 식용을 엄금해야 한다.

2) 만성 질환에 따른 식사요법의 주의점

신장염의 식단

칼륨이 많이 들어있는 식품은 신장의 기능을 정상화시키는 효과가 있다. 불소, 나트륨, 요오드, 마그네슘 등을 많이 포함한 식품은 신장의 걸러내는 작용 및 재흡수작용을 정상이 되도록 하여 소변이 정상 기능을 하도록 돕는다. 주식으로는 현미밥 및 검정깨소금을 쳐서 먹을 수 있다. 간헐적으로 흑빵 즉 현미 및 호밀도 좋다.

강판에 간 무즙 및 소화액의 분비를 정상화시킬 수 있다. 또한 당근, 호박, 연뿌리를 통해 요오드, 칼륨, 비타민A가 많이 들어있으며, 체력을 증진함과 동시에 신장을 강화시킨다. 신장 기능을 높이기 위한 또 다른 식품은 우엉 및 표고버섯, 송이버섯 등의 버섯류의 피트스테린이 좋다.

요로 결석증의 식단

요로 결석증은 무엇보다 결석 생성을 방지하는 것이 중요하다. 요오드및 칼륨이 많이 들어있는 식품은 혈액을 알칼리성으로 만들고 신장 기능을 정상화시킬 수 있다. 비타민A, 불소가 많이 들어있는 식품도 결석의 방지에 유효하다. 주식으로는 현미밥을 선택하고 때로 수수떡, 풀떡에 배아나 검정깨를 쳐서 먹는 것도 좋다.

부추, 당근, 춘국, 호박, 등의 농색야채는 비타민A가 풍부하게 들어 있어 결석 증에 유효하다. 이미 생긴 결석을 녹이는 데에는 파셀리와 소엽을 추가하여 혈관의 탄력성을 높이도록 한다. 매실과 레몬에는 소화액의 분비를 왕성하게 하여 소화 작용을 강화시키고 체질을 개선할 수 있는 성분이 많이 들어 있어 이 또한 탁월하다. 마지막으로 벌꿀을 섭취함으로써 생리기능 전체를 원활하게 하고 결석의 형성을 방지한다.

방광염의 식단

방광을 튼튼하게 하고 기능 장애를 회복시키기 위해 철, 마그네슘, 규소 등이 많이 들어있는 식품을 추천한다. 이 성분은 배뇨장애를 제거하는 효과 또한 가지고 있다. 요오드가 많이 들어있는 식품은 방광장애에 유효하고 소변의 혼탁을 제거한다.

주식으로 현미밥을 선택하고 검정 깨소금을 먹는 것 또한 좋은 효과를 볼 수 있다. 강판에 간 무즙은 상식하게 될 경우, 소화기능을 정상적으로 되게 하고 혈액의 정화에 도움이 된다. 방광 장애에 유효한 음식으로는 요오드가 포함된 당근, 토마토, 샐러리를 선택하는 것이 좋다. 상치, 그린 아스파라가스, 레즌은 철이 많이 들어있고 혈액의 활성을 높이며 방광을 건전하게 한다.

전립선 비대증의 식단

 선의 비대를 방지하는 음식 성분으로는 요오드, 망간이 많이 들어있는 식품을 선택한다. 특히 칼슘, 비타민K가 많이 들어있는 식품은 혈액을 정화하고 내분비의 균형실조를 회복하여 전립선 비대증에 유효하게 작용한다.

 주식으로는 현미밥을 선택하는 것이 좋으며 간헐적으로 메밀국수나 메밀반죽식품도 좋다. 당근과 마늘에는 요오드, 비타민 B_1이 들어있어 내분비 기능을 정상화시키고 된장, 매실, 강판에 간 무즙 등은 위장의 작용을 건전하게 하여 혈액을 깨끗함으로써 체세포의 젊어짐을 도모한다. 표고버섯 및 무더기버섯 등 버섯류 또한 요오드와 인이 들어있어 온몸의 신진대사를 정상화시킨다.

당뇨병의 식단

당뇨병은 췌장과 간장을 강화 시킬 수 있는 철, 칼슘, 비타민 C, E, K의 섭취가 중요하다. 또한 비타민 B류가 많이 들어있는 식품을 통해 당분의 대사를 정상화시키고 전신의 쇠약을 막는다.

주식으로 현미밥을 선택하고 메밀국수, 메밀반죽식품도 좋다. 호박은 당뇨병의 특효 식품으로 췌장을 살려 인슐린의 생성을 촉진시킨다. 표고버섯 및 무더기버섯, 송이버섯 등의 버섯류는 비타민D 효과가 있고 과잉 당분을 분해 처리한다. 비타민 B_1의 흡와 당대사를 정상화를 위해 부추와 파, 마늘 등의 섭취를 골고루 한다.

통풍의 식단

통풍에 유효한 성분은 비타민A, 나트륨, 불소가 많이 들어있는 식품이다. 칼슘, 철이 많이 들어있는 식품은 혈액의 상태를 바로잡고 체질을 개선하여 통풍을 방지한다. 주식으로는 현미밥을 선택하고 당근, 셀러리, 아스파라가스, 오이 등이 나트륨이 들어있어 통풍에 유효하다. 조혈을 촉진하고 노폐물의 배성을 용이하게 하기 위해 양배추, 상추, 시금치 등을섭취하는 것 또한 중요하다. 부추와 미나리, 파셀리 등에는 비타민A, C가 풍부하고 세포활동을 정상화시킨다.

신경통의 식단

신경통에 우수한 효과를 보이는 음식의 성분으로는 철, 인, 마그네슘, 요오드 등이다. 특히 비타민B₁, 칼슘이 많이 들어있는 식품은 신경세포의 변성을 방지한다.

주식은 현미밥을 선택하고 현미의 풀떡이나 수수떡에 배아나 검정깨의 양념장을 찍어서 먹어도 좋다.

부추 또는 파, 양파는 양파=보온작용이 있고, 신경통에 탁효가 있다. 요오드가 풍부하여 신진대사를 높이고 장애를 정상화시키는 데 중요한 음식은 당근, 마늘, 샐러리, 표고버섯 등이며 신경통에는 순무 잎이나 무, 시금치, 오이 등이 칼슘이 많이 섭취 되어 있으며 유효하다.

양배추, 파셀리, 소엽, 시금치=철, 인, 칼륨 등이 많이 들어있고 신경통을 고친다.

당근, 마늘, 셀러리, 표고버섯=요오드가 풍부하고 신진대사를 높이며 장애가 있는 것을 정상화시킨다.

자연식 건강법으로 교원병을 치유한 사람

셋째 아이의 출 산 후 교원병을 앓은 케이스다. 출산 후 4년이 지났지만 환자는 피로를 계속 호소하였고 심한 탈모와 다리의 관절통 및 관절에 발진이 생겨 보행이 곤란하게 되었다. 그리고 며칠 후 갑자기 발열 및 심한 관절통과 근육통, 그리고 부정맥이 라는 고통에 사로잡혀 움직일 수 없게 되어 가까운 병원을 방문 하게 되었다.

병원에서는 내과, 외과, 정형외과, 피부과, 부인과, 이비인후과, 안과, 치과로 일주하면서 검사한 결과 적혈구는 보통의 3분의 1, 혈침항진, 심장비대, 류머티즘 반응(+), LE세포(+), 단백질(+), 고혈압 기타 여러 가지로 진단되어 교원병 진단을 받게 되었다. 이후 통원 치료를 계속하였으나 점적과 근육주사, 부신피질 호 르몬 기타 다섯 종류의 약을 마시면서 검사를 되풀이하는 나날 이 계속되던 에, 차츰 두통, 귀울림, 경련, 발작이 일어났다. 특 히 레이노 현상 이 발생되어 어떤 때는 눈의 동공이 열려 사물이 보이지 않기도 했다.

그런데 지난해 4월, 우연히 자연식으로 회복된 사람을 만나게 되었고 자연식 관계의 책을 사서 자연식으로 바꾸었습니다. 자 연식 변경 일주일 후, 차츰 온 몸이 가벼워 지고 심장의 기능 또한 정상으로 되찾아 갔다. 또한 가사일 또한 서서히 할 수 있게 되었다. 교원병의 발병이래. 마비되어 얼음같이 차던 발끝에도 피가 통하기 시작하여 붉은색을 띄게 되고 몇 차례의 복원술로 완전히 발의 아픔이 가셔서 콜세트 없이도 걸을 수 있게 되었다. 6월에는 현미, 팥, 율무 중심의 식생활에 강화식품과 약초차를 중심으로 자연식을 속행해 나갔다. 2주일쯤 지나자 발열과 관절통, SLE특유의 붉은 반점과 심장발작에 시달리며 불안한 한 시기를 지냈지만 스스로 조금씩 몸의 상태가 좋아져가는 것을 느낄 수 있었습니다. 3개월 지나 어느 대학병원에서 검사를 받은 결과 LE세포(-), 류머티즘 반응(-), 단백(-), 영양상태도 좋다고 전혀 믿을 수 없을 만큼 좋은 결과를 얻었다.

또한 자연식 실행 후 6개월째에는 혈침과 혈압도 정상이 되고 그 후 9개월째에는 차례차례 모두 증세가 사라져 정말 건강한 몸이 되었다. 진찰에서도 완전히 나은 것을 알 수 있었으며 현재 또한 매우 양호한 몸 상태를 유지하고 있다. 현대의학에서는 원인불명, 치료 불명으로 병명조차 알지 못하고 괴로워하고 계신 분들에게 제 체험이 조금이라도 도움이 된다면 매우 다행으로 생각한다.

교원병의 식단

 내분비 기능의 정상과 교원병의 근치를 위해 요오드, 철, 칼슘이 많이 들어있는 식품을 선택하는 것이 바람직하다. 또한 비타민A, B류, E가 많이 들어있는 식품은 물질대사를 정상화하고 체질 개선을 도모한다. 비타민C, 불소가 많이 들어있는 식품은 관절의 장애를 방지한다.

 주식으로 현미밥을 선택하고 현미와 수수로 경단을 만들고 검정깨와 볶은 콩가루를 묻혀 먹어도 좋다. 셀러리, 양파, 마늘, 아스파라가스에는 비타민B류, 철, 칼슘이 많이 들어있어 교원병에 유효하다. 비타민C및 엽산이 풍부하여 세포활동을 정상화시킬 수 있는 식품에는 미나리, 소엽, 순무잎, 소송채 등 청채류가 좋다. 캘리플라워, 양배추, 시금치 둥운 불소가 들어있고 손발의 장애나 이상감각을 방지한다. 또한 표고버섯, 송이버섯, 무더기버섯 등 버섯류는 지방대사를 정상으로 하고 조직 세포의 변성을 방지한다.

질병에 따른
자연식 식단법

질병치료의 시작 식단조절

질병과 식사요법의 중요성

질병의 원인을 일반적으로 분석해 보면 외인성의 바이러스나 박테리아, 거기에 내인성의 자율신경 실조나 내분비 장해 등의 원인으로 일어나는 이상상태로 볼 수 있다. 그러나 병의 치료에 앞서 근본적인 원인 즉, 우리의 인체가 왜 바이러스나 박테리아에 감염되었으며 또 왜 자율신경이나 내분비의 이상이 일어나는 가를 알아야 한다.

이는 곧 질병에 걸리기 쉬운 체질과 연결될 수 있다. 즉 건강체에서 벗어난 약질화 된 체질이라는 한 귀결점으로 도착한다. 질병을 근치하고 체질 강화와 바이러스와 박테리아에 대한 저항성, 동화기능을 높여야 한다. 그러면 체질을 강화시키는 방법은 무엇일까. 이는 한마디로 정의하자면 정장과 정혈을 도모하는 것에 초점을 맞춰야 할 것이다.

혈액은 온 몸을 순환하고 모든 체세포에 양분을 공급하고 있다. 체세포의 기능 상태는 이 혈액의 상태에 따라 좋게도 나쁘게도 된다. 이미 병에 걸렸다는 것은 혈액 상태의 이상에 따라 체세포의 기능이 혼란 상태에 빠진 것이므로 혈액 상태의 정상화 곧 정혈을 도모하여 체세포의 기능을 바로잡지 않으면 안 된다.

혈액 정화에 가장 큰 영향을 미치는 것은 장이다. 장 속에는 헤아릴 수 없을 만큼 장내세균이 살고 있는 데 장내세균의 상태가 정상일 경우 신체에 필요한 성분을 효율적으로 흡수하거나, 불필요한 물질의 흡수를 억제하는 신체 균형을 맞출 수 있다. 그러나 이러한 작용이 활발하지 못할 경우, 혈액은 오염되고 만다. 그러므로 병을 근치하려면 장내세균의 생육상태의 정상화, 곧 정장 문제가 반드시 대두되는 것이다.

정장과 정혈을 위해 우리는 다음과 같은 노력을 해야 한다.

첫째, 식사내용을 개선해야 한다. 고기, 우유, 계란 등의 동물성 단백질 식품을 계속 섭취하면 내장기능이 무리가 오게 되고 만성병에 걸리기 쉬운 상태가 된다. 그러나 현미, 야채, 해초 등 식물성 식품을 중심으로 하는 식사로 전환하면 나날이 다르게 회복되어 간다. 우리 몸의 세포는 모두 우리가 먹는 음식으로 만들어지는 것인데, 인간은 원래 곡채식성 동물이기 때문이다. 몸과 음식의 관계는 자동차와 휘발유의 그것과 비교된다. 그러나 양자는 본질적으로 다르다. 휘발유는 연료에 불과하지만 음식은 에너지의 공급원일 뿐 아니라 몸 그 자체의 구성요소이기도 하다. 그러니까 음식의 질을 바꿈으로써 몸의 성질, 성능, 곧 체질을 바꿀 수 있는 것이다.

둘째, 식생활을 바르게 해야 한다. 곧 인간 본래의 식생활 즉 현미와 채소 중심으로 전환해야 하는 것이다. 음식이 바뀌고 그로 말미암아 혈액의 질이 바뀌게 되면 체세포의 질도 바뀌게 된다. 식생활의 잘못으로 피를 더럽히고, 몸 세포의 작용을 장해되는 원인의 현대병들을 고려하여 식생활을 고치지 않으면, 어떤 병도 결코 근본적으로는 제거되지 않는다.

식사요법은 '음식은 곧 피고, 피는 곧 몸 세포다' 라는 입장에서 섰을 때 비로소 생기는 것이다. 즉 음식과 피와 세포의 삼자는 연속체고, 동일한 것의 측면이라는 생각을 했을 경우에만 생기는, 병 치료를 위한 방법론이다. 그러므로 식사를 바로 하여 필의 질이 바뀌고, 그와 함께 병도 낫게 된다는 사실이 설명된다.

우리가 제창하는 자연식요법은 그런 생각에 의해 만들어진 것이다. 그리고 얼마만큼 효과가 있는가는 전국의 자연식 애호가가 몸으로 입증하고 있으며, 나 자신 날마다의 진료활동 속에서 확인하고 있다.

치료에 좋은 자연식

◎ 현미의 효과와 응용

일반적으로 현미식은 현미밥만 먹으면 되는 것으로 오해하는 사람도 있다. 채식이란 현미를 중심으로 하여 몸에 필요한 모든 영양분을 과부족 없이 취하는 식사법인 것이다. 따라서 현미 외에 뿌리채소, 잎채소, 해초, 작은 고기류, 그 밖에 각종 식품을 취해야한다. 결국 현대에 있어서의 현미, 채식은 현미, 채식을 하면서 그와 동시에 건강식품, 약초차, 야채주스를 활용하는 것이 중요하다. 이것은 만성병의 식사요법을 실천하는 경우에는 특히 유념해야 한다.

◎ 물과 미네랄

물은 하루 2L 정도가 권장량으로 과하게 섭취할 필요는 없다. 수돗물을 그대로 섭취하기 보다 사용 하루 전 날, 태양석을 구입 해 물에 담궈 두고 마신다면 미네랄 섭취의 효과가 늘어 난다. 또한 염소 및 부산물이 돌에 흡착되어 효과가 더욱 좋아 질 것이다.

◎ 약초차

각 질환에 적당한 약초차를 달여 차 대신 마신다. 20~30g을

하루의 양으로 하고 600~800cc의 물을 약 30분 달이는 것이
좋다.

◎ 건강식품

동양 사람의 체질적 결함을 보충하는 배아, 엽록소, 효소, 식
물성기름, 인삼, 로열 젤리 등 건강식품을 적절하게 이용한다.

◎ 야채 주스

야채 또는 과일은 생식 그대로 짠 즙은 야채 주스라고 한다.
야채 주스는 일반적으로 비타민이 풍부하여 병의 회복에 효과
가 있다. 또한 가장 큰 이점은 다량의 유효 성분을 섭취 할수
있고 또한 장에 부담이 없어 유효성분을 섭취할 수 있는 것이
최대의 이점이다.

야채주스는 비타민이나 미네랄, 효소 그 밖의 유효성분의 활
성을 손실하지 않도록 만든 즉시 마시는 것이 좋다. 녹즙기로
만든 것은 가느다란 섬유가 적당히 포함되기 때문에 장에 대한
자극도 이상적이므로 흡수력을 높임과 동시에 배설도 순조롭
게 이루어진다. 마시기 쉽도록 계절에 따른 과일을 넣어도 좋
지만 어디까지나 야채를 주체로 할 것이다. 또 마시기 쉽고 실
제적 효과의 면에서 원칙적으로 당근과 사과를 기초로 하는 것
이 바람직하다. 맛은 굵은 소금, 벌꿀, 당밀 등을 써서 맞추도
록 한다.

질병의 식사요법

혈관은 혈액의 통로이자, 혈액과 조직 세포 사이의 물질교환 이루어지는 벽으로 매우 중한 기능을 수행하고 있다. 심장은 혈관의 일부가 부풀며 출현한 기관으로 본질적으로 혈관과 마찬가지지만 특수한 기능을 수행하게 되어있다. 혈관과 심장은 직접 몸 세포를 양육하고 있는 혈액의 산 용기라고 할 수 있다. 두 기관은 성상이나 기능에 직접적인 영향을 미치는 기관이므로 장해가 일어났을 경우 그대로 방치 해둔다면 매우 위험한 상태로 빠지게 될 것이다. 혈관의 중요성과 동맥경화증, 고혈압증, 빈혈증, 뇌일혈, 심장병에 대하여 차례에 대로 살펴보고 이에 따른 자연식 건강법에 대하여 알아보도록 한다.

동맥경화의 자연식 치료방법

1) 동맥의 노화현상 동맥경화

동맥경화란 마치 오래 사용한 고무호스가 헐거워지는 것과 마찬가지로 혈관이 노화된 것으로 볼 수 있다. 혈관은 온몸의 조직기관으로 모세혈관이 되거나 그 벽 세포의 특수한 활동으로 조직에 필요한 영양을 보내는 기능을 하고 있다. 그러나 만약 동맥경화가 일어나게 되면 혈관의 탄력성이 저하하기 때문에

동맥경화의 자연식 치료방법

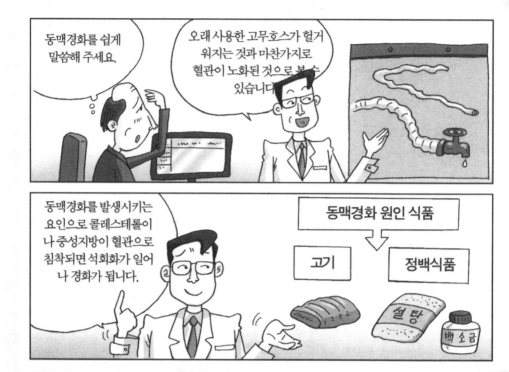

혈액순환은 나빠지고 영양과 산소 보급에 차질이 발생한다.

동맥경화를 발생시키는 요인으로 콜레스테롤이나 중성지방
등이 혈관으로 침착되면 석회화가 일어나 경화하기 쉬워진다.
일반적으로는 동물성 지방 등 콜레스테롤을 많이 함유하는 식
품을 과다하게 취하는 것이 원인이 중심이 되고 있다. 뿐만 아
니라 동물성 단백질 식품 그 자체가 사고의 원인인 것이다. 또
정백식품을 과도하게 섭취하는 것도 유력한 원인이 된다. 특히
백설탕은 동맥중의 인슐린을 빼앗아 동맥벽에 지방변성을 일
으키는데 현저한 작용을 한다.

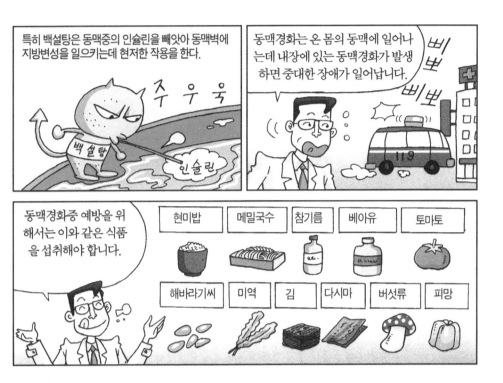

특히 백설탕은 동맥중의 인슐린을 빼앗아 동맥벽에 지방변성을 일으키는데 현저한 작용을 한다.

주우욱

백설탕

인슐린

동맥경화는 온몸의 동맥에 일어나는데 내장에 있는 동맥경화가 발생하면 중대한 장애가 일어납니다.

삐뽀 삐뽀

119

동맥경화증 예방을 위해서는 이와 같은 식품을 섭취해야 합니다.

현미밥	메밀국수	참기름	베아유	토마토
해바라기씨	미역	김	다시마	버섯류	피망

동맥경화는 온몸의 동맥에 일어난다. 특히 내장에 분포하고 있는 동맥에 경화가 발생하면 중대한 장해가 나타난다. 예들 들면 심장을 둘러싸고 있는 관상동맥으로는 협심증, 심근경색, 심부전 등이 일어난다. 신장에 일어나면 위축신이나 만성 신염에 걸리기 쉽다. 발의 혈관에 일어나는 경우도 최근에는 매우 많아지고 있다. 이때는 발이 저리거나 이상하게 차게 느껴지고 보행상태가 이상하게 된다. 또 뇌의 동맥에 경화가 일어나면 뇌연화를 일으킨다. 동맥경화가 되면 혈압도 높아진다. 혈관의 탄력성이 저하되면 혈압은 높아지게 마련이다. 그리고 고혈

압은 동맥벽의 지속적 긴장을 초래하고 동맥경화를 조장시키는 상관관계를 갖고 있다. 동맥경화가 있는데 고혈압에 걸리면 혈관은 파열되기 쉽다. 또한 동맥경화를 고치려면 동물성 단백질 식품 및 정백식품의 과식을 피하고 혈액의 흐름을 좋게 하기 위해 혈관에 부착되어 있는 콜레스테롤을 씻어내어 혈관의 탄력성을 소생시키지 않으면 안 된다.

2) 동맥경화증 예방을 위한 식단

동맥경화증을 예방하기 위해 리놀산등의 불포화지방산이 들어있는 식품 등이 혈관의 경화를 방지한다. 칼슘, 불소를 포함하는 식품은 혈관을 튼튼하게 함과 동시에 혈액순환도 좋게 하여 동맥경화를 해소시킨다.

주식으로는 현미밥과 메밀국수도 매우 좋다. 메밀에 포함된 루틴이 모세혈관을 강화한다. 또한 참기름과 배아유, 해바라기씨 기름 등은 불포화 지방산이 혈관에 침착된 콜레스테롤을 제거한다. 과잉된 지방을 분해 처리하는 식품으로는 큰신말, 미역, 마른 김, 다시마 등이 있다. 표고버섯, 무더기버섯, 송이버섯 등의 버섯류에는 피토스테린이 들어있어 동맥경화를 방지한다. 또한 토마토와 피망에는 비타민C, D가 풍부하여 혈관을 강화한다.

고혈압의 자연식 치료방법

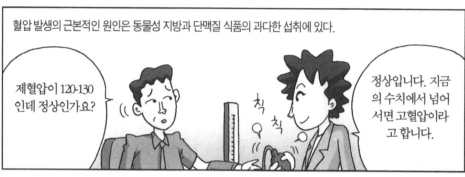

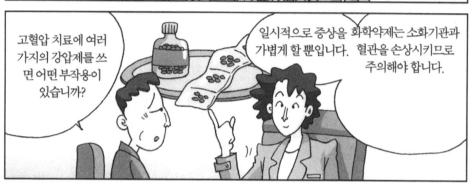

1) 고혈압이란 무엇인가

일반적으로 건강한 성인의 정상적인 최고 혈압은 120~130mm Hg다. 이러한 최고 혈압의 수치가 정상 범위를 넘어서게 되면 이를 고혈압이라 한다.

혈압은 여러 가지 조건에 따라 변화한다. 운동과 과도한 스트레스는 혈압을 높이기 쉬우며 대소변을 참기만 해도 혈압 상승이 나타난다. 쉽게 상승되기 쉬운 혈압은 지속적인 스트레스와 노화 등 혈관의 문제가 발생하여 고혈압으로 이어진다. 최근에

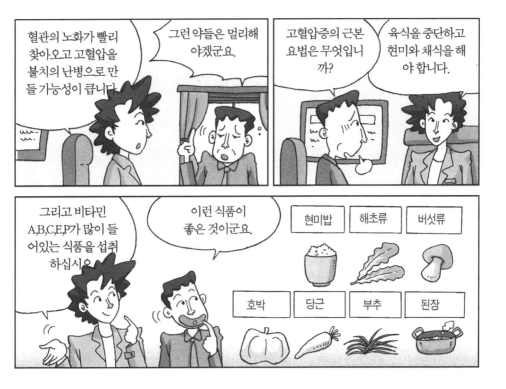

는 4~50대 이후 성인들 뿐 만 아니라 서구식 식습관과 과로와
피로 등으로 불규칙한 신체를 갖게 되며 젊은이들 사이에서도
고혈압이 문제화 되고 있다.

 혈압 문제 발생의 근본적인 원인은 동물성 지방 및 단백질 식
품의 과다한 섭취에 있다. 동물성 단백질 식품은 대사의 과정
에서 갖가지 산류나질 소화합물 등을 발생시키기 때문에 우리
들의 몸은 그들 노폐산물을 완전히 내보낼 수 없게 된다. 이는
혈액 속에 남게 되므로 필연적으로 혈액의 점조성은 높아진다.
이러한 이런 점조성이 높은 혈액이 일정한 내경혈관 안을 이동하게 되어 밀어내는 힘의 크기가 큰 상태를 요구한다. 이에 따라 심장의 부담이 그만큼 커지게 마련이다. 또 혈관 벽이 받는 혈압의 힘 즉, 혈압도 더 강해지므로 혈관도 더 쉽게 노화할 수밖에 없다.

혈관 노화 상태에서 강한 압력이 가해지면 이에 따라 파열되기가 쉽다. 일반적으로 고혈압의 치료에는 여러 가지의 강압제가 쓰인다. 그러나 그것들은 일시적으로 증상을 가볍게 할 뿐이므로 증세와 약제와의 줄다리기 가 될 뿐이다. 더군다나 화학약제는 소화기관을 해치고 혈관을 손상시킨다. 결국 혈액성상을 혼란시켜 혈관의 노화가 빨리 찾아오고 오히려 고혈압증을 불치의 난병으로 만들 가능성을 크게 한다.

식생활을 개선함으로써 혈액의 상태 특히 점조성을 정상화시키고 심장, 혈관에 끼치는 쓸데없는 부담을 제거하는 것만이 고혈압증의 근본요법이다. 그러려면 백미 및 육식을 중지하고 현미와 채식을 해야 한다.

2) 고혈압 예방을 위한 식단

고혈압 예방을 위해서는 비타민 B류가 많이 들어있는 식품은 대사기능을 높이고 노폐산물의 배설을 촉진하고, 혈액의 산독화를 방지하는 것이 좋다. 비타민 E, 칼슘이 많이 들어있는 식품은 혈액의 점조도를 낮게 하고 혈액순환을 좋게 한다. 비타민 C, E, P가 많이 들어있는 식품은 혈관을 강화한다.

주식으로는 현미밥을 선택하고 간헐적으로 메밀국수를 먹을 수도 있다. 미역과 다시마, 녹미채 등의 해초류에는 요오드가 많이 들어있어 피속의 콜레스테롤을 저하시키므로 골고루 먹는 것이 좋다. 또한 표고, 무더기버섯등 버섯류에는 피트스테린이 들어있어 지나친 콜레스테롤을 분해시키므로 섭취를 권장한다. 칼슘과 비타민 A, C가 들어 있어 혈액 상태를 조절해주는 호박과 당근 및 간장기능에 좋은 된장, 각장 비타민과 미네랄 섭취에 좋은 부추와 소엽 등을 권장한다.

뇌일혈의 자연식 치료방법

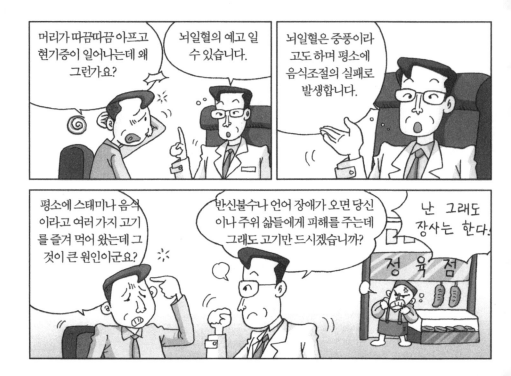

1) 뇌일혈과 사망선고

현대에 이르러 뇌일혈의 사망률이 매우 높아지고 있다. 뇌일혈은 흔히 중풍이라고 일컫으며 반신불수나 언어장애로 부자연스런 생활을 하게ㄷ 되는 등 매우 위험한 질환이다.

뇌일혈은 뇌의 혈관장애로 뇌경색, 뇌출혈, 지망막하출혈 등이 있다. 어느 것이나 뇌의 혈관이 장해를 받기 때문에 의식이 침해되거나 지각장해를 일으킨다. 뇌의 혈관장애는 뇌의 혈관이 젊음을 잃고 늘어져 터지거나 혈관이 막혀 영양이나 산소가

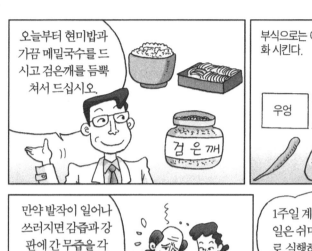

오늘부터 현미밥과 가끔 메밀국수를 드시고 검은깨를 듬뿍 쳐서 드십시오.

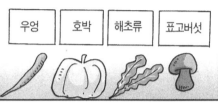

부식으로는 이런 식품들을 섭취해야 혈액을 정상화 시킨다.

| 우엉 | 호박 | 해초류 | 표고버섯 |

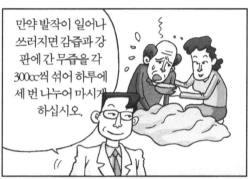

만약 발작이 일어나 쓰러지면 감즙과 강판에 간 무즙을 각 300cc씩 섞어 하루에 세 번 나누어 마시게 하십시오.

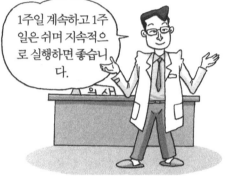

1주일 계속하고 1주일은 쉬며 지속적으로 실행하면 좋습니다.

고루 돌지 않기 때문에 일어난다.

　뇌일혈의 직접적인 영향을 미치는 뇌혈관의 노화는 고혈압이나 당뇨병 등으로 동맥이 경화하기 쉬운 상태일 때 일어난다. 몸이 동맥영화를 일으키기 쉬운 상태가 되면 심장이나 신장과 함께 뇌에도 동맥경화가 일어나기 쉽다. 또한 혈액의 점조성이 높아지고 순환이 나빠지게 되어 혈관이 막힐 수 있다.

　건강한 사람은 위장이나 간장이 튼튼하여 소화기능, 해독기능이 왕성하다. 우리가 일반적으로 스태미너 음식이라고 믿고 있는 육식 섭취를 계속 하다 보면 혈액의 산독화와 혈압 상승을 발생시키며 혈전과 혈관이 터지는 문제가 발생 할 수 있다. 이처럼 뇌 일혈은 서서히 진행되는 병이다. 물론 뇌 발작은 갑자기 일어나지만 우리가 평소에 행하는 식단조절의 실패와 과잉된 음식 섭취가 결국 뇌일혈로 이어지는 것이다. 평소 유해식품을 피하고 현미와 채식으로 전환하여 뇌에 깨끗한 혈액을 끊임없이 보급하여 뇌동맥을 젊게 하고 탄력성을 높이는 것이 필요하다.

뇌일혈의 하나로 뇌출혈은 뇌실질중의 동맥이 경화된 곳에 높은 혈압이 생겨 혈관이 찢어져 출혈하고 그 부분에서 앞쪽의 피의 흐름이 막혀 뇌조직이 파괴된다. 특히 지망막하출혈은 뇌실질을 싸고 있는 지망막과 그 아래 유막사이에서 출혈한다. 극심한 두통과 욕지기가 날 수 있다. 반면 뇌경색은 뇌의 혈관이 막히기 때문에 앞쪽의 피의 흐름이 정지되어 뇌가 변질 연화된다. 뇌의 동맥이 굳어진 부위에 혈전이 생기는 뇌혈전과, 뇌 이외에서 이상이 생겨 그곳에서 조직편이나 혈전이 흘러 뇌의 혈관이 막히는 뇌경색이 있다. 이전에는 뇌일혈이라 하면 뇌출혈이 압도적이었으나 최근에는 뇌경색이 늘어나 양자는 반반쯤의 비율이 되어 있다. 증상으로 따끔따끔 두통이나 현기증이 일고 그것이 발전하여 지각마비가 일어나게 되면 우선 뇌일혈의 예고라고 생각해도 좋다. 이 시기에 급히 식생활을 전면 개선하면 발작도 방지되고 아무 장해도 남기지 않고 치유될 수 있다.

2) 뇌일혈 예방을 위한 식단

요오드, 칼슘이 많이 들어있는 식품은 혈액을 정화하고 뇌의 혈액순환을 좋게 한다. 비타민 C, D, 리놀산이 많이 들어있는 식품은 뇌혈관의 경화를 방지한다. 또한 발작이 일어나 쓰러지면 빠른 시간 내에 감 즙을 복용시킨다. 감 즙과 강판에 간 무 즙을 각기 300cc씩 섞어 하루 세 번 나누어 마신다. 1주일 계속하고 다음 1주일은 쉬며 단속적으로 실행하는 것이 좋다. 주식은 현미밥과 가끔식 메밀반죽, 메밀국수도 좋다. 또한 흑임자 깨소금 듬뿍 쳐서 먹는 것이 효과적이다.

부식으로는 변비와 뇌일혈에 탁효가 있는 무즙과 피의 순환을 좋게 하는 우엉, 당질 대사를왕성하게 하여 혈액을 정상화 시키는 호박 등이 있다. 특히 표고버섯, 무더기버섯 등 버섯류는 엘고스테론이 들어있어, 콜레스테롤을 저하시키고 혈관의 노화를 방지한다. 녹미채, 미역, 큰신말 등의 해초류이 섭취도 요오드 및 칼슘이 풍부하여 혈액을 맑게 하고 뇌일혈을 방지한다.

빈혈의 자연식 치료방법

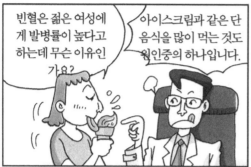

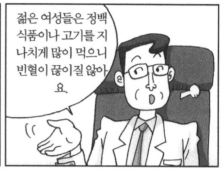

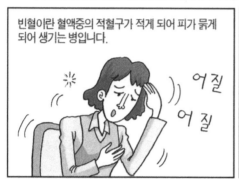

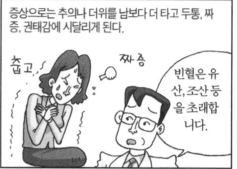

1) 빈혈증이란

빈혈증은 일반적으로 젊은 여성에게 발병률에 높다. 빈혈이란 혈액 중의 적혈구가 적게 되어 결국 피가 묽게 되어 생기는 병이다. 혈액의 적혈구 속에는 헤모글로빈이란 색소가 있다. 우리의 체세포는 산소가 모자라면 만족스럽게 활동할 수 없기 때문에 혈색소가 산소를 전신의 세포에 고루 공급해 주는 것이다. 빈혈이 되면 이 헤모글로빈이 부족하므로 산소를 충분히 보낼 수 없고 노폐물도 쌓이게 되어 영양보급은 불완전하게 되

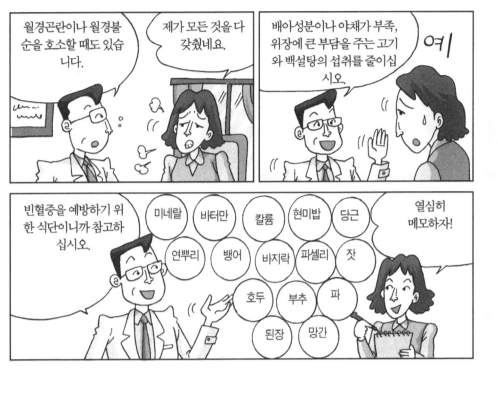

고 몸은 점차 쇠약하게 된다.

증상으로는 추위나 더위를 남보다 더 타고, 두통, 짜증, 견비통, 동계, 권태감에 시달리거나 늘 위장이 개운하지 못하다. 물론 이것만으로는 끝나지 않는다. 빈혈이 있는 사람은 월경불순이나 월경곤란을 호소하는 이가 많다. 이것은 묽어진 피 때문에 난소나 자궁의 발육이 정체하여 난포호르몬이나 황체호르몬의 분비가 균형을 이루지 못함과 동시에 부신피질에서 분비하는 성호르몬도 이상이 생기기 때문이다. 이런 상태에서는 정상적인 수태도 되지 않는다. 설령 임신이 되었다 해도 태반에 보내어지는 혈액도 묽기 때문에 태아도 제대로 발육할 수 없다. 이런 이유로 빈혈증은 불임증이나 유산, 조산을 초래하기 쉽다. 또한 묽은 피를 완전히 회전시켜 온몸에 산소를 보내야 하기 때문에 심장의 부담은 더욱 커지게 된다. 빈혈이 되면 심장이 두근두근하는 것은 이 때문이다. 이것을 그대로 놓아두면 나중에는 심장장해로 발전할 수 있어 이를 예방하는 것이 중요하다.

빈혈의 가장 큰 원인은 정백식품 을 지나치게 섭취하는데 있다. 또한 육식을 지나치게 섭취하는 것과도 큰 관계가 있다. 옛날에는 빈혈이라 하면 영양부족이 원인이 되어 일어났던 것이다. 그런데 지금은 같은 빈혈이라 해도 전혀 성질이 다르다. 현재 늘고 있는 빈혈은 영양과잉으로 단백질은 넘치지만 적혈구는 못 만들어 빈혈상태가 되는 것이다. 이런 현상이 일어나는 것은 위장의 작용은 완전하지 않은데다가 적혈구를 만드는 성분이 부족하기 때문이다. 특히 젊은 여성에 빈혈이 많은 것은 배아성분이나 야채가 부족, 위장에 너무 큰 부담을 주는 고기 및 백설탕의 과다한 섭취가 원인이 된다.

이와 같은 식생활을 계속하고 있으면 변비에 걸리기 쉽고, 노폐물로 가득한 혈액이 조직에 정체하게 된다. 이것이 또 혈액의 정상적인 활동을 방해하고 빈혈증을 한층 악화시키는 조건이 되어 있다. 식사의 질을 전면적으로 개선하는 것이 유일한 치료법이다.

2) 빈혈증 예방을 위한 식단

각종 미네랄, 비타민이 풍부하게 들어있는 식품을 취하고, 적혈구의 생성을 촉진하는 것이 중요하다. 특히 비타민 E, K, 엽산 및 철이 많이 들어 있는 식품은 소화, 조혈기능을 촉진하여 피를 많이 증가시키는데 도움이 된다. 칼리움, 망간이 많이 들어있는 식품은 심장을 강화시켜 빈혈증 방지에 유효하다.

주식은 현미밥을 선택하고 메밀국수나 현미 떡 또한 좋다. 체력을 증진시키고 몸을 덥게 하기 위해 당근, 연뿌리 등의 근채류를 섭취하고 녹미채, 다시마, 미역 등의 해초류를 통해 피속의 노폐물의 배설을 촉진하고, 적혈구를 생성시킨다. 뱅어, 어린 정어리 등의 작은 고기, 바지락 등의 조개류 등은 조혈효과가 현저하다. 다음 된장 및 샐러리, 파셀리, 잣, 호두, 부추, 파등을 골고루 섭취하도록 한다.

심장병의 자연식 치료방법

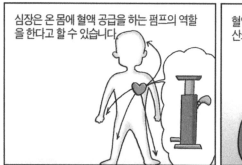

심장은 온 몸에 혈액 공급을 하는 펌프의 역할을 한다고 할 수 있습니다.

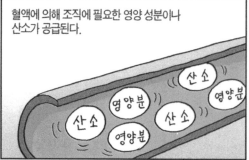

혈액에 의해 조직에 필요한 영양 성분이나 산소가 공급된다.

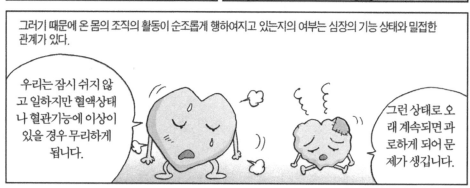

그러기 때문에 온 몸의 조직의 활동이 순조롭게 행하여지고 있는지의 여부는 심장의 기능 상태와 밀접한 관계가 있다.

우리는 잠시 쉬지 않고 일하지만 혈액상태나 혈관기능에 이상이 있을 경우 무리하게 됩니다.

그런 상태로 오래 계속되면 과로하게 되어 문제가 생깁니다.

1) 심장병이란

온몸에 혈액 공급을 하는 심장은 펌프의 역할을 한다고 할 수 있다. 혈액에 의하여 조직에 필요한 영양성분이나 산소가 공급되기 때문에 온몸의 조직의 활동이 순조롭게 행해지고 있는지의 여부는 심장의 기능 상태와 밀접한 관계가 있다. 심장은 잠시도 쉬지 않고 일하고 있지만 혈액상태나 혈관기능에 이상이 있을 경우 무리한 상태로 운동을 하게 된다. 이런 상태가 오래 계속되면 심장은 과로하게 되어 문제가 발생 할 수 있다.

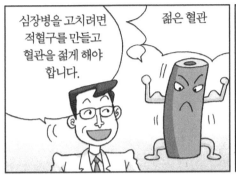

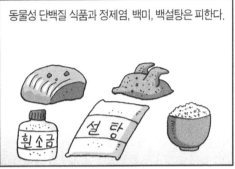

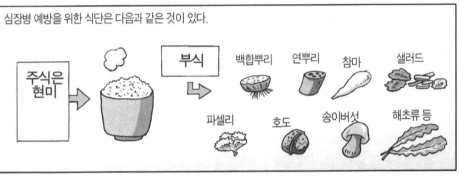

특히 신체의 모든 부분으로 동맥에 경화가 일어나기 쉬운 상
태가 되면 관상동맥이 쉽게 경화된다. 동맥의 벽은 두껍게 되
고 내강은 좁아져서 심근으로 공급되는 혈액이 부족하게 되는
것이다. 비교적 가벼운 것 증상으로 협심증 및 동맥의 내강이
거의 막혀버릴 만큼 진행한 심근경색인이 나타난다.

관상동맥에 경화나 협착이 생기면 혈행이 나빠지고, 심근은
산소결핍이 된다. 이것을 방치하면 심근은 빈사상태에 빠진다.
심장병을 고치려면 산소결합력이 강한 굳센 질의 적혈구를 만
들어, 심장자체를 강화시킴과 함께 온몸의 혈관을 젊게 해야

자연식 건강법으로 선천성심장판막증을 치유한 사람

선천성심장질환으로 진단 된 것은 생후 1개월의 검진 때 이다. 전혀 예기치 않았던 상황이 닥쳐 눈 앞이 캄캄해 졌지만 돌이켜 보면 임신 3개월 때 유신을 멈추게 하려고 약을 많이 마시고 주사를 맞은 것이 원인이 된 것으로 생각된다. 태어난 아이는 언뜻 보기에도 약해보이는 갓난아기로 우유를 마셔도 곧 토하고 감기가 걸려 열이 높았다.

이후 선청선 심장 질환은 심실중격결손증 즉, 심실중간에 구멍이 막히지 않은 채 그대로 남아있는 병이라고 진단되었다. 그러나 병원에서는 이렇다 할 특별한 치료법도 없었고 X레이나 심전도를 찍은 후 심음을 듣고 경과를 보는 외에 다른 방법이 없었다.

폐압이 점점 올라가고 심장도 비대해갔기 때문에 수술을 받아야 된다는 지경에 이르렀다.

이후 될 수 있는 대로 철저히 현미식으로 전환했다. 생후 6개월이 된 아이이기 때문에 현미로 죽을 믹서로 갈아 때맞추어 초목의 새싹 된장국, 팥, 당근 등을 넣어 밀크와 함께 마시게

했다. 또한 봉양효소, 모리진, 그린하이칼 등 강화식품도 조금씩 끊이지 않고 먹였다. 그 뒤 경과가 매우 좋게 되어 자연치유의 가능성이 높아졌고 만 3살이 되었을 때는 완치에 가까워졌다. 심실중격결손증의 30퍼센트만이 자연치유 된다고 하지만, 현미식이 더욱 보급되면 이 확률은 훨씬 높아지리라고 믿습니다.

한다. 이를 위해서는 동물성 단백질 식품 및 정제염, 백미, 백설탕을 피하고 현미, 채식으로 미네랄이나 비타민, 효소 등의 미량 유효성분을 충분히 보급해야 한다. 심장병은 고혈압증 및 비만, 동맥경화증, 당뇨병에 걸린 사람에게 많이 나타나지만 현미 및 채식을 하면 소화기능이 건전하게 됨과 주요 심장병에는 많은 도움을 준다.

2) 심장병 예방을 위한 식단

심장 질환을 예방하기 위해서는 요오드 및 철이 많이 들어 있는 식품을 섭취하는 것이 좋다. 이는 심장질환에 따르는 압박감이나 동계, 호흡곤란 등의 장애를 제거한다. 특히 카리움, 나트륨이 많이 들어 있는 식품은 심장을 튼튼하게 하고 기능을 안정시킨다.

주식은 현미밥을 선택하며 부식으로 백합 뿌리 및 연뿌리를 먹도록 한다. 이는 상식하면 심장병 전반에 탁효가 있고, 심장 기능의 강화와 혈압 조정 작용에 큰 영향을 미친다. 아밀라제 등의 효소가 다량 포함되어 있는 참마는 무친, 알기닌 등의 특수성분이 있으므로 우수한 강장효과가 있다. 또한 비타민의 섭취를 위해 샐러드채, 파셀리, 호도 섭취 및 표고버섯과 송이버섯, 무더기버섯 등의 버섯류, 다시마, 미역, 녹미채 등의 해초류를 통해 혈액상태를 정상화시키고, 심장기능을 강화한다.

알레르기성 질환의 자연식 치료방법

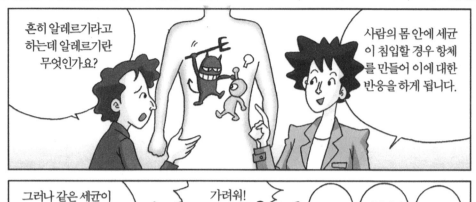

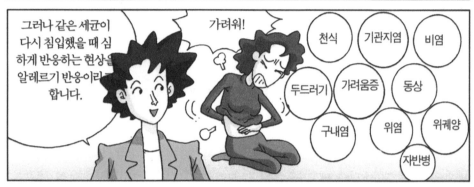

알레르기의 질환과 원인

인간의 신체는 내부로 세균이 침입할 경우 항체를 만들어 내며 이에 대한 반응을 하게 된다. 그러나 같은 세균이 이후 다시 침입했을 때 심하게 반응 하는 현상을 알레르기 반응이라고 한다.

알레르기 반응이 일어나면 체세포에서 히스타민이나 세로트니, 프라디키닌 등의 알레르기 독이 만들어 진다. 이 알레르기 독은 혈액 중에 흘러들어, 말초혈관을 확장시키거나 혈장을 조

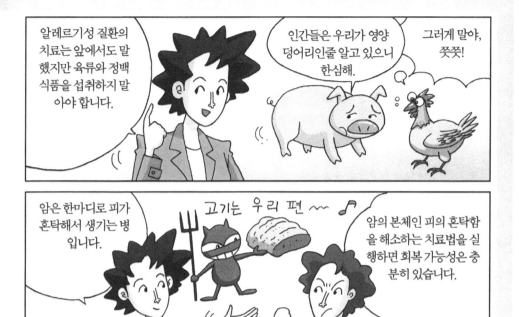

직에 스며들게 하여 종창을 일으키게 하거나 심한 가려움증을 일으켜 여러 가지 장해를 발생시킨다.

 일반적으로는 알레르기를 일으키는 이물인 알레르겐을 찾아 내어 이를 피하게 하거나 적응할 수 있도록 하는 요법을 사용 한다. 이와 같이 알레르겐 자체를 병의 근원으로 절대시해서는 알레르기는 근치할 수 없다. 알

 알레르기 반응을 일으키기 쉬운 것은 위장이 약하고 신경과민 인 체질이라 볼 수 있다. 허약체질이라 보통 불리는 체질로 항 상 염증이 일어나기 쉽고, 염증이 일어난 곳에서는 분비물이

스며 나오기 쉬우며, 습진상태가 잘 된다. 알레르기성 질환을 몸의 부위별로 보면 다음과 같다.

첫째, 호흡기에 나타나는 질환으로 천식, 기관지염, 비염 등이 있다.

둘째, 피부에 일어나는 질환으로 두드러기, 가려움증, 동상, 자반병 등이 있다.

셋째, 소화기에 나타나는 것으로 구내염, 위염, 위궤양 등이 있다.

이밖에 신경계, 감각기, 비뇨기, 순환기, 교원병 등도 알레르기에 의해 일어나고 있다. 또한 현재까지 원인을 찾을 수 없는 기타 질병 또한 알레르기와 관계가 상당수 있을 것으로 생각된다.

알레르기 체질을 만드는 가장 큰 원인은 동물성 단백질 식품을 지나치게 섭취하는 것이다. 입을 통해서 받아들인 음식을 재료로 하여 각각 몸에 특유한 체세포를 만들어내고 있는데, 그 재료가 되는 음식에 따라 체세포의 질도 당연히 다르게 된다. 식물성기름에 의해 만들어진 체세포는 강한 바이탈리티를 갖고 몸 밖에서 침입하는 이물에 대해서도 무턱대고 반발하지 않고, 그것을 동화하거나 해독? 중화시킨다. 그러나 그것과는 정반대로 동물성 단백질 식품으로 만들어진 체세포는 자연의 적응능력이나 동화기능이 극도로 낮아진다.

인간은 곡채식성 동물로써 동물성 단백질 식품을 충분히 처리할 소화기능을 갖고 있다. 동물성 단백질 식품을 상식하게 되면 몸은 밖에서 들어오는 물질에 대하여 여러 형태로 저항을 나타내게 된다. 그 하나로 나타난 것이 알레르기 반응인 것이다. 또한 알레르기성 질환의 발병에는 정신작용도 크게 영향을 미치기 때문에 정신의 안정화를 꾀하는 것도 중요하다. 그러나 마음이 매우 동요하기 쉬운 것도 알레르기성 질환 환자의 특징이다. 현미와 채식으로 식생활을 바꾸어 신경계가 튼튼하게 하고 스트레스를 잘 해소 할 수 있도록 연구하는 것이 과제라 할 수 있다.

천식과 자연치유력

　최근에는 대기 오염물질에 의하여 기관점막이 끊임없이 자극되어 과민상태가 되기 때문에, 알레르기를 일으키기 쉬운 체질의 사람은 매우 천식을 일으키기 쉽다. 천식은 어린이보다 어른에 많던 질병이었으나 최근에는 어린이 환자가 격증하고 있다.

　알레르기독이 기관지의 근육을 자극하고 잡아당기면 심하게 콜록거리거나 호흡곤란을 일으키게 된다. 갑자기 발작적으로 기침이 나오고 호흡이 괴로우며 가슴이 죄어지는 듯 고통을 느낀다. 가래가 목구멍 깊숙이 걸려 세 또는 휴 같은 소리가 나고 심하게 되면 폐의 탄력성이 없어져 폐 조직이 파괴되기 쉽게 된다. 이는 결국 폐의 순환장해로 이어지고 심장이 비대해지고 약해지게 된다.

　과거에는 천식으로 죽는 일은 없었지만 오히려 최근에는 죽는 케이스가 많아지고 있다. 부자연스런 치료법으로 체력이 저하되고 자연치유력을 약화시키기 때문이다. 어린이들에게는 체력을 강화시키기 위해 건포마찰이나 호외운동, 얇은 옷을 입혀 적극적으로 단련할 것이 장려되고 있다. 무엇보다 중요한 것은 이를 식생활의 개선을 통해 건강체를 만드는 것에 큰 효과를 얻을 수 있다는 것이다. 알레르기에 의한 천식을 근치시키려면 동물성 단백질 식품, 정백식품의 섭취를 중지하고 우유와 백설탕을 피한다.

기관지염과 폐질환

기기관지 염이란 관지 내부의 점막에 염증이 생기기 때문에 탄력성, 저항성이 없어지게 되어 여러 가지 장애를 일으키게 되는 질병이다. 기관지의 탄력성이 약해지면 기관지가 확장되어 기관지확장증이 되기 쉽다. 그리고 담이 끓기 쉽다. 또한 병변이 폐포에 미치게 되면 폐렴이나, 폐기종을 일으키기 쉽다. 폐기종이 되면 폐는 확장된 채로 수축하기 어렵게 되는 데 이는 심장기능에 장해를 받게 된다.

열이 있거나 목 속이 따끔따끔한 증세도 있지만 주요 증세는 기침과 가래다. 그러나 그 상태는 사람에 따라 달라 헛기침이 많고 가래는 얼마 나오지 않는 경우가 있는가 하면 고름과 같은 가래나 점액과 같은 가래가 많이 나오는 경우가 있다. 가래가 나오는 것은 동물성 단백질 식품을 과식하고 있기 때문이다. 동물성 단백질이나 지방이 대사되어 생긴 노폐물이 배출된 것이다. 기침은 혈액이 산독화하기 때문에 일어나는 증세다. 혈액이 산독화 하면 목의 점막은 과민하게 되기 쉽고 기침이 나온다. 이와 함께 자율신경의 균형도 깨지기 쉽고 기침이 나오게 된다.

위에서 살펴 보는 것처럼 기관지염은 몸이 무력하게 되어 노폐물의 배출이 순조롭게 이루어지지 못할 때 그 노폐물이 더

자연식 건강법으로 폐암을 치유한 사람

4개월 전 폐암의 증세가 있다고 의사에게 진단을 받은 케이스다. 직장의 건강진단에서 흉부에 이상이 발견되어 재진을 위해 단층 촬영을 한 바, 폐암의 증세가 나타났다. 이후 조급히 전문 병원에서 정밀검사를 받도록 지시받았다. 전문 병원에서 폐종양 진단을 받게 되었고 입원을 했다.

입원과 동시에 임파선 절개 및 동맥조영 등 여러 가지 검사가 계속되었다. 한편 병동 안에서는 입원 중 돌아가시는 분이나 한번 퇴원했으나 얼마 안가서 다시 입원한 사람을 보거나 들으며 새삼 암의 무서움과 인간의 무력함을 통감하고 있었다. 이때 자연식 건강법에 대하여 알게 되었다. 이후 퇴원한 날부터 현미식으로 바꾸고 봉양효소, 모리진, 시지민, 고려인삼차 등의 강화식품을 취했다. 현미밥에도 팥, 율무를 넣어 잘 씹어 먹도록 주의 했다. 이후 신기하게도 가슴의 종양은 점점 작아져서 소멸하고 입원하고 있던 병원의 선생으로부터 이제 염려할 필요가 없다고 하여 통원도 중지했다. 또 간장 쪽도 퇴원시 GOT지수 106이던 것이 검사할 때마다 향상하여 46으로 GOT

지수도 90에서 48이 되었다. 몸도 점차 기운이 붙어 회사에는 지난해부터 출근하기 시작하여 현재는 정상으로 근무할 만큼 회복했다.

약체화되어 있는 기관지 점막에 장애를 일으키는 질병이라고 말할 수 있다. 따라서 알레르기성 기관지염을 근치하기 위해서는 지나친 노폐물을 생기게 하여 혈액을 산독화시키는 동물성 단백질 식품, 백미, 백설탕의 섭취를 금지하고 현미와 채식으로 혈액을 정화하면서 체력을 강화시켜나가는 것이 불가결한 요소다. 그러므로 일반적으로 행해지는 거담제의 복용이나 기관지 확장부의 절제 등 수술요법으로 병을 근치시켜 건강한 몸이 되기란 어렵다. 기관지나 폐등 몸의 일부 뿐 만 아니라 체질이 기본적으로 약하게 된 것의 일부가 나타난것에 불과하므로 식생활을 전면적으로 개선하여 체질 그 자체를 강화시켜 나가지 않으면 안 되는 것이다.

 천식과 기관지염 식단은 다음과 같은 성분을 통하여 식단 조절을 한다. 철, 나트륨이 많이 들어 있는 식품은 체질을 개선하여 천식을 고친다. 요오드, 망간, 비타민B, C, K류를 많이 가지고 있는 식품은 호흡활동을 성상화시킨다.

비염과 기분 좋은 식단

 비염이란 재채기, 콧물, 코막힘 등이 주요 증세인 질병을 말한다. 평소 이러한 증상은 감기로 치부되어 신경을 쓰지 않지만 알레르기성, 만성비염에서는 그 증세가 몇 달, 몇 년을 넘어 심한 고통을 느끼게 된다.

 병이 진행하면 코의 점막이 붓고 점액성, 농성액체를 분비하며 목도 붓고 호흡에 곤란을 느끼게 된다. 수면에도 지장이 있게 되면 머리는 납으로 채운 듯 무겁게 느껴지고 짜증이 나며 공연히 화가 나는 데, 사고력, 판단력이 저하되는 등 정신작용의 장애도 나타나게 된다. 비염은 알레르기 질환 중에도 가장 일어나기 쉬운 점에서 중요한 병이다. 곧 비염에 걸린 그 자체로 환경에 대한 순응성이 저하된 것을 알 수 있다. 또 정신적 스트레스가 몸의 상태에 얼마나 큰 영향을 끼치는 가를 쉽게 알 수 있는 질환이기도 하다.

 비염 치료를 위해서는 낙천적 기분을 가짐과 동시에 백설탕, 백미, 육식을 중지하고 현미, 채식을 하기만 해도 반드시 낫는다. 특히 콧물이나 코막힘, 재채기가 있는 것은 몸 안에 여분의 수분이 정체하고 있는 증거이므로 수분을 되도록 적게 취하고 몸을 덥게 하는 것도 중요하다.

 비염의 식단은 비타민 A, 칼슘, 철이 많이 들어 있는 식품은 점막을 튼튼하게 한다. 요오드가 많이 들어있는 식품은 신진대사를 왕성하게 하고 질이 좋은 체세포를 만들며, 알레르기 반응을 방지한다. 특히 콧물을 방지하는 효과가 크다.

암을 고치는 자연식 치료방법

1) 암의 원인과 발견

암은 현대인이 가장 많이 관심을 갖고 있는 병으로 암의 참 원인이 무엇인가를 바로 이해해두면 이에 대한 양부도 판단을 내릴 수 있다.

암은 한마디로 피의 오염이다. 암이라 하면, 일반적으로 국소에 생긴 암세포의 암종을 가리킨다. 그러나 질병으로서의 암을 생각할 때는 암종을 만들어 내는 배경을 문제 삼아야 하며 사실은 이를 암이라 불러야 한다. 그러므로 암은 전신병이고, 혈액 질환이다. 암의 본체는 피의 혼탁인 것이다.

피의 혼탁은 장 안의 바이러스나 독소, 거기에 박테리아의 이상발효를 일으키기 쉽고, 또 독소나 바이러스를 만들기 쉬운 육류의 과잉섭취, 백미, 백설탕의 과식에 의한 장내 유산균의 결핍도 피를 혼탁케 하는 조건의 하나다.

피가 탁해지면, 몸 조직의 어느 부위에서는 산소의 수요, 공급의 균형이 깨진다. 저항력이 약해진 그 부위에 혈액중의 박테리아나 독소가 집중공격을 가한다. 그에 대하여, 조직은 필사의 저항을 시도한다. 이 공방전의 결과로 암종이 출현하는 것이다.

암종 그 자체는 결코 생명의 적은 아니다. 오히려 암종은 안전판이 될 수 있다. 암의 본체인 피의 탁함을 해소하는 치료법을 실행하면 회복의 가능성은 충분히 있는 것이다.

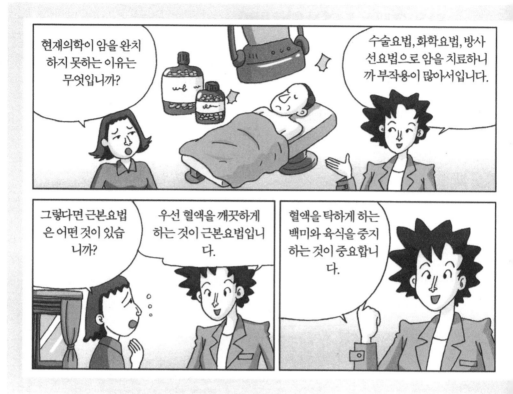

암에 관한 잘못된 치료 상식

현대의학은 크다 큰 발전을 해왔지만 아직까지 근본적인 암의 완치는 이루지 못하고 있다. 재발의 위험이 도사리고 있는 암, 이러한 암의 완치를 하지 못하는 결정적 이유는 무엇일까. 일반적으로 현대 의학이 암 치료법으로 선택하고 있는 것은 수술요법, 화학요법, 방사선요법의 세 종류다.

먼저 수술요법은 나쁜 곳을 절제하는 것이 요점이지만 암은 전신병 이므로 그것만으로 결코 낫지 않는다. 그뿐 아니라 메

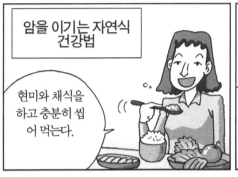

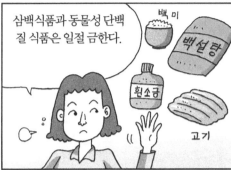

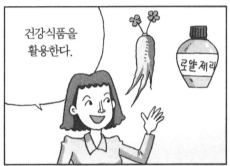

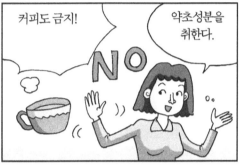

스를 댐으로써 몸의 저항력을 저하시켜 오히려 고치기 어렵게 만들기도 한다. 또한 화학요법은 암세포뿐만 아니라 다른 장기 조직에도 큰 타격을 준다. 설령 암세포의 증식은 저지되더라도 자연치유력도 감퇴하고 몸이 곯는 것이다. 방사선요법은 방사선 자체가 유력한 발암인자이므로 유효할 리가 없다. 암 조직을 파괴할 수는 있지만 동시에 방사선을 쐬게 되는 피부나 주위의 조직에 새로 암이 발생할 위험은 배제할 수 없다.

몸의 어느 부위에 암종이 발생하더라도 혈액을 깨끗하게 하는 것이 근본요법이 된다. 혈액이 탁해지는 것을 없애려면 암종을

자연식 건강법으로 유방암을 치유한 사람

왼쪽 유방에 유암으로 진단되어 겨울에 수술을 받았다. 퇴원한 이후에도 방사선 치료를 20여회 해왔지만 암이라는 병은 절제해도 다른 곳으로 전이한다고 들어왔으므로 언제나 그것이 무거운 불안감으로 어두운 나날을 보내고 있었다.

그해 겨울, 흉부 뢴트겐을 찍었을 때 암이 왼쪽 흉부에 전이되어 심부방사선치료를 9회쯤 받고 호르몬 주사도 세 번쯤 맞았다. 그해 가을 호르몬 요법이라 하여 부신과 난소를 척출하고 코티존을 하루에 130mg이나 복용했다. 그러나 이후 하루하루 다가오는 몸의 상태는 육체적 붕괴에 대한 불안이 사라지기는커녕, 오히려 더 강화되었다.

체력을 튼튼히 하려는 생각으로 백미 외에 고기, 우유, 계란을 되도록 많이 먹어보았지만 몸은 더욱 피곤해졌다. 그러나 그때 우연히 자연식단에 대해서 알게 되었다. 먼저 몸속에 쌓인 육식의 독을 몸 밖에 빨리 내보내기 위해 봉양효소를 마시기 시작했다. 이후 피로도 심하지 않게 되고 식생활도 여러 가지 고안해서 지금은 율무 수프를 애용하여 쾌조의 나날을 보내고 있다.

출현시키는 배경 곧 암의 본체를 소멸시켜야 한다. 따라서 혈액을 탁하게 하는 백미, 육식을 중지하는 것이 암 치료의 절대 조건이 된다. 백미, 육식은 장내세균의 생태를 혼란시킬 뿐 아니라 항암성이 있는 프리프신의 분비를 약화시키거나, 활성을 현저하게 저하시켜 발암 및 암 증식을 조장하는 사실도 점점 밝혀지고 있다. 따라서 우선 현미, 채식으로 식생활을 전환이 시급하다.

현미, 채식은 장내에 건전한 미생물을 번식시키고 백미와 육식으로 탁해진 혈액도 속히 정화시켜 준다. 또 혈액을 탁하게 하여 발암을 촉진하는 중대한 인자로서 식품첨가물, 농약, 중성세제, 각종약제 등의 화학물질의 체내침입을 최소한으로 억누를 수 있다.

2) 암의 종류와 식단조절

인간 신체 주요 기관에 나타나는 암종의 증식상태와 주요한 증세는 다음과 같다.

위암

위암은 소화기 암 중에서 압도적으로 많다. 위는 안쪽에서 점막층, 점막하층, 근층, 장막층으로 되어 있으며 암세포에 의한 침윤이 근층까지 이른 것을 암이라 한다. 일반적으로 점막층 또는 점막하층까지 침해된 시기에 발견되는 것을 조기발견 이라고 하는데 이는 암이 아니다. 자각증세로서는 언제나 위가 무겁고, 가득 찬 느낌이 나타난다. 또한 명치 아픔, 트림, 구역질이 나는 등 여러 위장증세가 나타난다. 위에 암종이 생기면 이어 간장에도 생기기 쉽다. 또한 장막층이 침해되면 위주머니와 인접된 췌장에도 생기기 쉽게 된다.

간장암

식도에 생긴 암은 진행이 매우 빠르다. 음식을 취했을 때 가슴 가까이에 찍어 당기는 느낌이 나거나 속이 쓰려지거나 한다. 또 언제나 가슴 가까이에 무엇인가 막혀있는 느낌이 들거나 견갑 사이가 무언지 무겁고 기분이 찌뿌둥한 증세로 나타나기 쉽다.

자연식 건강법으로 위암을 치유한 사람

건강한 30대의 위암에 걸린 남성 케이스다. 30대 초반, 담석을 앓은 일은 있었지만 곧 나아 아무렇지도 않았다. 위장은 튼튼한 편이라고 할 수 없었으나 위암이라던가 위궤양에 걸릴 줄은 꿈에도 생각하지 않았다. 그러던 중 근무하던 곳을 그만두고 자유업을 시작하며 과로와 피로 속에서 하루하루를 보냈다. 일은 점점 늘어나는 한편 차츰 위의 상태는 나빠져서 뿌듯하게 느껴지고 배가 고프면 따끔따끔 위에 고통이 왔다. 처음 병원으로 가게 되었고 '곧 수술을 받지 않으면 암이 된다'는 위궤양 진단을 받게 되었다. 다른 병원을 찾아 진찰했지만 결과는 수술을 통한 회복으로 마찬가지였다. 그리고 이내 수술을 받고 3분의 2의 위를 잘라냈다. 8월 5일 퇴원을 하며 일 또한 정상궤도로 올리며 생활하였으나 몸의 상태는 악화되었다. 조금만 과식하면 식은땀이 나거나 메슥거림, 위의 답답함이 가시지 않았다. 이때 자연식에 대하여 접하게 되었고 수술을 받은 뒤 반년이 경과한 식사요법을 시작했다. 그러나 9월이 되어 위암병이 발전되었고 제2기증세로 앞으로 반년 남짓한 목숨만 허락되었다.

이후 성심껏 자연식요법을 행하며 아주 다른 사람으로 변신한 것처럼 진지하게 아침 점심 저녁 6~7종류의 약을 마시고 맛없던 효소도 한 달에 한 병 마시던 것을 세병이나 마시게 되었다. 생활에 있어서도 규칙적인 식사를 취하고 자연식 이외는 일체 입에 대지 않았다. 이 후 지난 해 1월 재검진을 받았을 때 많이 자연 회복되었으며 7, 8월경에는 90%쯤 회복했다.

직장암

직장암은 치질과 혼동되기 쉽다. 직장암 발병 시 나타날 수 있는 현상은 항문에서 출혈이 있거나 변의 심한 악취, 변 자체에 점액이나 피가 묻어나오는 등의 증세를 볼 수 있다.

폐암

세계적인 증가 추세를 보이고 있는 폐암은 위암, 간장암에 이어 많은 비율을 차지하고 있다. 초기 증상은 밭은기침이 잇달아 나오고 혈담이 나오거나 한다. 발열, 가슴앓이, 변성, 숨차기, 사십 견등의 증세가 함께 나타나기 쉽다. 단 아무 증세 없이 발병하고 진행하는 일도 적지 않으므로 방심할 수 없다.

후두암

후두암은 대개 성대 쪽에 암종이 생긴다. 초기에는 쉰 목소리가 자각증세로 나타난다. 목 근체에 불쾌감, 이물감을 느끼고 음식을 삼키기 어렵게 되거나 마실 때 목이 아프다. 숨 쉴 때 목에서 쉿소리가 나고 기침, 가래 등이 나오기도 한다. 후두암의 말기에는 목소리를 낼 수 없거나 기도가 압박되어 호흡곤란이 된다.

피부암

피부에 만성적인 자극을 주는 강한 약제를 되풀이 하여 바르거나, 습진 또는 무좀에 방사선을 쬐거나 저항성이 약해진 피부에 강한 자외선을 받으면 일어나기 쉽다. 또한 병변이나 이상이 어느 시기에 암 종으로 변하는 수가 많다. 예를 들면 심한 화상으로 망가진 자리, 만성습진, 피부결핵, 사마귀, 티눈, 멍, 기미 등이 어느 시기에 급히 커지거나 경화하거나 출혈하는 등의 변화를 보이고 얼굴, 손 발에 생기기 쉽다.

유방암

유방암은 유방에 돌과 같이 딱딱한 응어리가 생긴다. 이는 생리나 유선염의 때와 달리 고통없이 오래 사라지지 않는다. 체중감소, 식욕부진, 피로하기 쉬운 증세를 수반하기 쉽다. 또 혈액과 같은 분비물이 젖꼭지에서 나오는 수도 있다. 옆구리 밑이나 쇄골부의 임파선이 붓는다. 병변이 어깨나 등을 침해하면, 극심한 고통이 생긴다. 심하게 되면 응어리는 크게 되고 유방의 피부를 뚫고 표면이 궤양이 되고 피나 고름이 나오게 된다.

자궁암

자궁암의 초기에는 거의 자각증세가 없다. 그러나 암이 어느 정도 진행되면 생리기간 외에 출혈이 있거나 빛이 짙고 악취가 나는 액체가 흐른다. 복통, 요통, 월경이상도 일어나기 쉽다.

자연식 건강법으로 십이지장궤양을 치유한 사람

십이지장궤양과 위궤양이 유문부에 두 곳 있고, 내과적으로 치료를 해왔던 케이스다. 자연식을 접하게 되며 현미와 채식 중심의 식단을 지켜나갔다. 그러나 윗배 부분에 끔찍하고 답답한 고통을 느꼈다. 그러나 언제나 식욕은 왕성했고 체중도 증가하고 있었으므로 엊저녁에 마신 술이 정도에 과했던가보다 생각하고 불안을 떨쳐버렸다. 점심을 먹었더니 아픔은 가셨다. 그러나 그 뒤 점심과 저녁 사이의 공복 때는 날마다 반드시 정기적으로 불쾌한 고통이 나타났다.

1개월 가까이 같은 증세가 계속하기 때문에 가까운 위장과 전문의를 방문하여 X레이 촬영을 한 결과, 십이지장궤양이 있고 특히 위궤양은 유문부에 두 곳 궤양이 있으며 그 뒤 위 카메라의 소견서를 보면 오래된 궤양처럼 보인다는 진단이었다. 우선 주사요법을 받게 되었는데 주 2회 합계 20대의 주사로 70%의 사람이 낫는다고 하였다. 그 뒤로 어떻게 해서든 70%속에 들어가야겠다고 열심히 통원했다.

그런 불안한 매일과 변함없이 윗배 부분의 괴로운 고통에 견

다다 못해 11월 상순 회사 웃 어른의 부인이 5, 6년 전부터 자연식을 하여 매우 건강이 좋아졌다고 들은 것도 생각나 부인께 상의하였던 바, 자연의학 회원이었던 부인의 도움으로 자연식의 의의를 파악하게 되었다. 그날 이후 책을 탐독하고 자연식 요법을 철저히 실행하였다. 회사에 출근할 때는 도시락 지참, 현미에 약간의 부식과 된장국, 민간차, 외식은 물 한 방울 마시지 않고 분발했다. 이러기를 2개월, 1월 하순경에는 기호도 바뀌었는지, 담배도 피고 싶은 마음이 없어 중지해 버렸다. 윗배 부분의 고통은 여전히 계속되었지만, 아픔의 형태나 종류가 달라져갔다. 아픈 것은 공복 시였으나 답답한 증세는 없어지고, 아픈 부위도 명치로 한정되었다. 그리고 단 시간, 잡아 당겨지는 듯 한 고통으로 바뀌었다.

그리고 봄부터는 정원의 잔디 깎이어 크게 땀을 흘리며 몸의 신진대사를 높이도록 했습니다. 그 후 진찰 결과 혈액과 내장 기능 모두 대단히 양호하며 십이지장궤양, 위궤양은 완전히 나았다고 판정 받았다.

암세포가 골반 벽에 이르러 골반신경을 압박하면 극심한 고통이 일어난다.

결국 현미와 채식의 원칙에 따라 충실히 식생활을 행하면, 암도 서서히 확실히 고쳐질 수 있다. 또 바른 식사법 외에 정신의 안정 및 발암인를 피하는 방법을 행한다면, 혈액의 정화가 촉진되어 암의 치유는 한층 빨라진다.

농약, 식품첨가물, 합성세제, 화학약품을 비롯하여 우리 주위에는 다종다양한 화학물질이 있다. 그들은 어느 것이나 생체내의 효소활성을 저해하는 발암인자다. 따라서 이들이 체내에 침입되지 않도록, 더 자연스러운 것을 이용하도록 노력할 필요가 있다.

정신을 안정시키려면 자연식에 대해서 공부하는 것이 가장 효과적이다. 살아가는데 무엇이 가장 필요한가, 이제 곧 하지 않으면 안 될 일이 무엇인가 등 여러 가지 의문이 빙해되어 가기 때문에 마음은 자연히 침착을 회복하게 된다. 또 대자연에 친하고, 태양과 녹색이 가득한 생활을 하는 것도, 정신의 안정에 불가결한 조건이다.

암의 식단 조절에 가장 중요한 점은 각종 효소, 미네랄, 총합적인 비타민 등을 효율적으로 보급한다. 또한 위장 및 신경, 내분비기능을 정상화시킴으로써 암 체질은 개선할 수 있다. 특히 요오드, 칼슘, 리놀산, 비타민K등이 풍부하게 들어 있는 식품은 신진대사를 왕성하게 하고 혈액을 깨끗이 한다.

정신건강과 음식의 영향

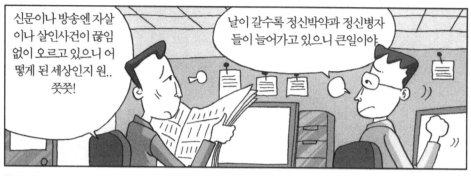

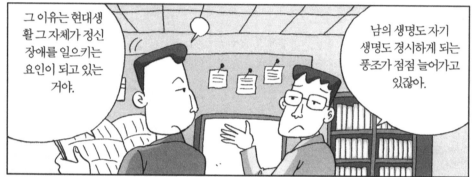

최근 현대에는 정신장애자에 의한 자살이나 범죄가 끊임없이 신문이나 주간지의 지면에 끊임없이 오르고 있다. 그러나 이는 빙산의 일각에 불과하다. 원래 우리나라에는 별로 없었던 정신 박약, 정신분열증, 조울병등 정신병자는 계속 증가일로에 있다. 그리고 조건만 갖추면 언제든지 정신병으로 이행할 수 있는 정신병 예비군도 또한 늘어가고 있다. 예를 들면, 성격이상 이라든가 정서장애, 노이로제 등이 그것이다.

현대에 이르러 정신적 고통을 호소하는 이유는 무엇일까. 현대생활은 그 자체가 이와 같은 정신장애를 일으키는 요인이 되

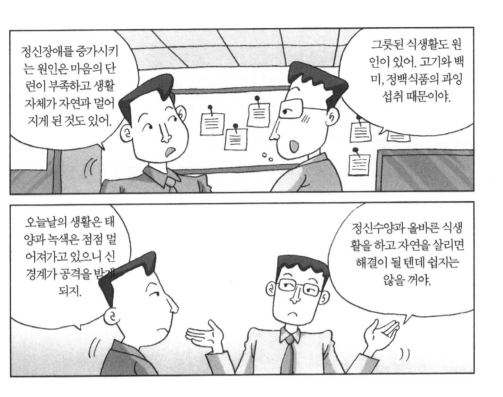

고 있다. 다양화와 스피드 화에 흔들리고 있는 사회는 어느 한 때 인간의 정신에 안식의 틈을 주지 않는다. 도로에는 자동차의 물결이 끊임없이 움직이고 언제나 어디선가 사고가 일어나 1년에 수천 명의 사람이 죽어간다. 또한 생명의 안전에 확신을 갖지 못하는 상황은 인심을 늘 불안에 떨게 한다.

현대사회에서 인간은 주체라기보다 하나의 소모적인 객체로 물화되고 있다. 이런 속에서는 남의 생명도 자기 생명도 경시하게 된다. 현재 우리는 매우 편리한 전화생활을 누리고 있지만 그들 전기기구 중에 참으로 인간의 행복에 꼭 필요한 것인지 충분히 검토한 뒤에 만들어진 것은 그다지 많지 않다.

　모든 것은 그저 「팔릴까? 벌 수 있을까?」라는 것에 기초를 둔 소비문화를 지향한다. 이런 생활조건 속에서 건전한 정신을 지니기는 쉬운 일이 아니다. 그러나 절대성을 갖는 것은 인체 측의 생리다. 곧 정신병이 걸렸다하면 거기에는 그 사람 속에 이상을 일으킬 바탕이 있을 것이다. 그 바탕이란 체질, 특히 신경계의 약함이다. 그리고 그 원인이 되는 것은 그릇된 식생활 특히 고기와 백미, 백설탕의 과잉섭취다.

　또한 식생활 외로 현재 정신장애를 증가시키는 원인이 되고 있는 것은 마음의 단련이 부족한 것, 생활자체가 자연과 소원하게 된 것 등을 들 수 있다. 현대는 민주화의 이름아래 갖가지 규율이나 계율이 풀렸지만 이것은 인간성의 도야라는 점에서는 마이너스가 되고 있다. 심신의 단련을 받을 기회가 적기 때문에 생물학적으로 과보호상태가 되어 버렸다. 또 우리들은 자연과 마음의 교류를 도모함으로써 비로소 정신의 평정을 지니도록 창조되어 있다. 그러나 현실의 생활은 그 반대방향으로 움직이고 있고, 생활의 장은 도시화에 따라 태양이나 녹색과 점점 멀어져가고 있다. 이런 상황에서 맨 처음 공격을 받는 곳이 신경계일 것이다.

　소비문화와 안전으로부터의 위협, 속도화와 강박증의 시대를 살고 있는 현대인을 돌아보며 다음은 현대인이 가질 수 있는 질병들에 대해 논하고 이를 극복할 수 있는 자연식 건강법을 소개한다.

1) 현대인의 병 노이로제의 치료

노이로제는 한 가지의 사건에 대한 반복적이며 과잉된 반성과 심리 속에서 발생한다. 긍정적인 사고보다 부정적인 사고의 위험성에 노출되어 만족하지 못하고 끈힘없는 결과 생산에만 중점을 두는 것이다.

나는 이상한 사람 또는 병에 걸린 사람이라는 자각이 있고 이를 고치지 않으면 안 된다는 강한 의욕을 가지고 있어 정신장애 중에서는 경증이다. 그러나 그만큼 본인의 고뇌는 크고 자포자기 또는 절망적인 기분이 되어 범죄나 자살로 달려가기 쉽다. 증세로 분류하면 다음 세 종류로 나눌 수 있다.

첫째, 강박신경증이다. 이는 사람 앞에 나오면 긴장해서 말을 제대로 못하는 대인공포, 암 그 밖에 중대한 병이 아닌가 걱정하는 질병 공포, 체취나 입의 군내가 심하여 사람들이 싫어하리라고 생각하는 체취 공포 등 정상인은 누구에게나 있는 심리적, 생리적 현상을 이상이라고 생각한다.

둘째, 불안신경증이다. 예를 들어 심장이 두근두근하여 심장마비로 죽지 않을까, 잠이 안오니 뇌세포가 멍해져 죽지 않을까 등의 수많은 고민들의 연속으로 자신을 몰아가게 된다. 보통 어떤 사람이든 사건에 대하여 반응하고 불안을 느낄 수 있다. 그러나 이 현상이 과민한 반응과 계속된 극심한 불안을 느

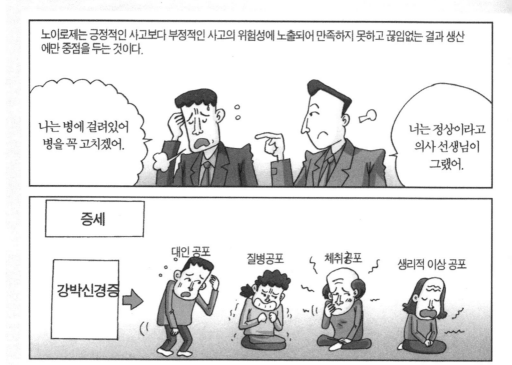

노이로제는 긍정적인 사고보다 부정적인 사고의 위험성에 노출되어 만족하지 못하고 끊임없는 결과 생산에만 중점을 두는 것이다.

나는 병에 걸려있어 병을 꼭 고치겠어.

너는 정상이라고 의사 선생님이 그랬어.

증세

강박신경증 →

대인 공포

질병공포

체취공포

생리적 이상 공포

낀 다면 불안 신경증을 의심할 수 있다.

셋째, 보통신경증으로 불면, 두통 등을 호소한다. 지치기 쉽고, 건망증이 심하고, 목에 무엇이 걸린다. 변비, 어지럼증, 조그만 일에도 몸의 고통을 자꾸 호소한다.

노이로제는 노이로제에 걸리기 쉬운 소질(기질 및 체질)이 우선 있고, 거기에 사업의 실패, 실연, 직장에서의 티격태격, 가정불화, 기타에 의한 정신적 스트레스가 유인이 되어 일어난다. 정신적 스트레스를 일체 없애기란 불가능하니까 노이로제를 낮게 하려면 소질 그 자체를 고치지 않으면 안 된다.

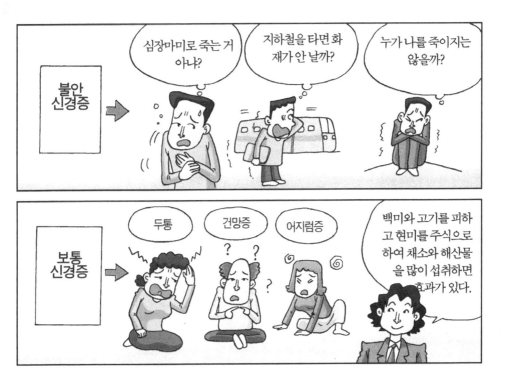

 일반적으로는 기질이나 체질은 선천적이어서 변경할 수 없는 것으로 생각되지만 결코 그렇지 않다. 체질은 체세포의 기질이고 기질은 체세포의 반응형식이다. 따라서 체세포의 질은 바꾸면 체질도 기질도 바꿀 수 있다는 이론이 나오는 것이다. 체세포의 질에 결정적 영향을 미치는 것은 혈액이다. 그 혈액의 상태를 결정하는 것은 음식이고 결국 섭취하는 음식에 따라 체질도 기질도 바뀌는 것이다.

 노이로제에 걸리기 쉬운 사람은 신경세포의 작용이 극도로 약해져 있다. 동물성 단백질 식품, 정백식품을 중지하고, 현미,

채식으로 전환하며 장내세균의 생태를 정상화시키면, 비타민이나 미네랄, 효소등 신경세포에 필요한 성분이 효율적으로 보급되므로 신경기능 전반이 견실하게 된다. 신경계가 견실해지면, 정신적 스트레스에도 강하게 되므로 노이로제도 자연히 낫게 된다.

마음의 병은 심리요법 또는 정신분석요법이 아니면 치유할 수 없다고 생각하는 것은 잘못이다. 물론 그것으로 탁효가 있는 것도 사실이지만, 체질 그 자체를 개선하지 않으면 결코 근치할 수 없다. 하물며 정신안정제에 의한 약물요법은 일시적 효과뿐이고 체질을 악화시켜 병을 더 치료하기 어렵게 만드는 위험성도 크다는 것을 알아야 한다.

노이로제에 관련 좋은 식단은 다음과 같다. 칸슘, 철, 나트륨이 많이 들어있는 식품은 정혈에 의해 자율신경의 실조를 바로잡고 별것 아닌 것을 이것저것 생각하며 한탄하는 성격을 고친다. 비타민 B류가 많이 들어있는 식품은 신진대사를 높이고 신경계를 강화한다.

부식으로 소화력과 체력을 높이는 데 좋은 식품으로 참마와 풍부한 효모가 들어 있는 효모를 통해 장내 세균을 번식시키고 혈액일 질을 좋게 한다. 또한 백합뿌리, 연뿌리, 호박은 체력을 강화하고 신경기능을 정상화시킨다. 정신을 안정시키는 데 좋은 채소로는 소엽, 셀러리, 샐러드채, 순무잎이 있다.

2) 감정적 적응 정서장애에 좋은 식단

　정서장애란 외계와의 감정적인 적응이 정상적으로 이루어지지 않기 때문에 일어나는 장애를 말한다. 최근에는 이러한 정서장애가 어린이들 사이에서 많이 늘고 있다. 자극에 대하여 잘 적응할 수 없기 때문에 행동을 스스로 조절할 수 없기 때문에 여러 가지 이상행동을 일으킨다. 이상행동은 여러 가지로 손톱을 물어뜯는 가벼운 것에서부터, 가출이나 자살을 하는 중증의 것까지 있다.

　일반적으로 뇌와 몸에의 장애 보다 어린이의 정서장애는 부모들의 양육방법의 실패에서 온다.

　특히 좋지 않은 것은 지나친 보호다. 동물성 단백질 식품의 과다 섭취 및 과식하게 한다는 식생활의 지나친 보호가 가장 좋지 않다. 우리들 인간에게는 식물성 식품이 가지고 있는 조단백 기타 미네랄, 효소 등의 미량성분에서 자기 몸의 단백질을 합성하거나 에너지를 생산하는 능력을 구비하고 있다. 이 능력은 어린이들에게 특히 잘 발달되어 있는 데 농후한 동물성 단백질 식품 및 필요이상 과식이 그 능력은 회화하고 그 결과 바이탈리티를 잃게 된다. 또한 간식으로 초콜릿, 이이스크림 등에 과다 포함된 백설탕은 칼슘을 낭비하여 뼈나 이를 약하게 함과 동시에 신경세포의 활동을 현저하게 약화시키는 것이다.

감정적 적응 장애를 예방하기 위해 식생활을 개선함과 동시에 부모의 의식 전환 또한 필요 할 것이다. 정서장애의 식단에는 다음과 같은 요소가 좋다. 판토텐산, 비타민 A, E를 많이 포함하는 식품은 정장효과가 크고, 스트레스에 대한 저항력을 높인다. 요오드, 칼슘이 많이 들어 있는 식품은 신경계를 강화하여 마음의 평형을 유지한다. 현미밥을 주식으로 하여 정서 안정에 좋은 된장과 체질 및 기질을 개선시키는 우엉, 연뿌리, 당근, 백합 뿌리 등을 골고루 섭취한다.

TIP! 요로 결석증에 좋은 유효 식품

된장, 잣, 호도, 표고버섯, 송이버섯, 우엉, 소송채, 참나물, 순무, 무, 감자, 사탕무, 샐러드채, 셀러리, 오이, 미나리, 파, 배추, 콩나물, 완두, 말차, 조개, 성게등이 좋다. 약초차로 차풀, 별꽃풀, 결명자, 삼백초를 달여 차대신 마신다.

TIP! 전립선 비대증에 좋은 유효 식품

팥, 청국, 동과, 토마토, 양배추, 배추, 시금치, 소송채, 연뿌리,
파, 양파, 마늘, 오이, 파셀리, 호박, 셀러리, 상치, 순무, 딸기,
말차가 효과적이다. 약초차로는 별꽃풀, 율무, 삼백초, 쑥을 달
여 마신다.

TIP! 통풍에 좋은 유효 식품

무, 표고버섯, 캘리플라워, 춘국, 소엽, 사탕무, 우엉, 시금치,
오이, 호박, 강낭콩, 머위, 양하, 샐러드채, 토마토, 땅두릅 등이
효가가 있다. 약초차로 무, 결명자, 쑥, 소엽을 달여서 차대신
마신다.

TIP! 신경증에 좋은 유효 식품

호박, 연뿌리, 우엉, 지두, 미나리, 소송채, 밤나물, 배추, 콩나물, 양하, 머위, 은행, 호도, 캘리플라워, 옥수수, 토란, 조개, 바지락 등이 효과적이다. 약초차로 율무, 결명자, 삼백초, 쑥을 달여 차대신 마신다.

된장, 매실, 연뿌리, 춘국, 파, 소송채, 시금치, 지두, 염교, 오이, 무, 미나리, 땅두릅, 참나물, 머위, 우엉, 호박, 해바라기등이 효과적이다. 약초차로 율무, 결명자, 질경이를 달여 차대신 마신다.

TIP! 전립선 비대증에 좋은 유효 식품

팥, 청국, 동과, 토마토, 양배추, 배추, 시금치, 소송채, 연뿌리, 파, 양파, 마늘, 오이, 파셀리, 호박, 셀러리, 상치, 순무, 딸기, 말차가 효과적이다. 약초차로는 별꽃풀, 율무, 삼백초, 쑥을 달여 마신다.

TIP! 당뇨병에 좋은 유효 식품

당근, 아스파라가스, 소송채, 양파, 강낭콩, 사탕무, 춘국, 참나물, 순무, 옥수수, 토마토, 미나리, 샐러드채, 시금치, 오이, 샐러리, 무, 상치, 양하, 소엽, 말차, 매실 등이 있다. 약초차로 별꽃풀, 감초, 결명자를 달여 차대신 마신다.

TIP! 신경증에 좋은 유효 식품

 호박, 연뿌리, 우엉, 지두, 미나리, 소송채, 밤나물, 배추, 콩나물, 양하, 머위, 은행, 호도, 캘리플라워, 옥수수, 토란, 조개, 바지락 등이 효과적이다. 약초차로 율무, 결명자, 삼백초, 쑥을 달여 차대신 마신다.

질병을 치료하는
자연식요법 길라잡이

초판 1쇄 인쇄 2020년 3월 5일
초판 1쇄 발행 2020년 3월 10일

편 저 대한건강증진치료연구회
발행인 김현호
발행처 법문북스(일문판)
공급처 법률미디어

주소 서울 구로구 경인로 54길4(구로동 636-62)
전화 02)2636-2911~2, **팩스** 02)2636-3012
홈페이지 www.lawb.co.kr

등록일자 1979년 8월 27일
등록번호 제5-22호

ISBN 978-89-7535-821-0 (03510)

정가 16,000원

이 도서의 국립중앙도서관 출판예정도서목록(CIP)은 서지정보유통지원시스템 홈페이지(http://seoji.nl.go.kr)와 국가자료종합목록 구축시스템(http://kolis-net.nl.go.kr)에서 이용하실 수 있습니다. (CIP제어번호 : CIP2020006881)